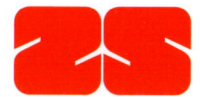

© Verlag Zabert Sandmann GmbH
München
1. Auflage 2011
ISBN 978-3-89883-273-1

Redaktion	Karen Guckes-Kühl
	Karin Kerber
Redaktionelle Mitarbeit	Gabi Kautzmann
	Martina Solter
Rezeptbearbeitung	Monika Reiter
Covergestaltung	bürosüd°, München
Grafische Gestaltung	Georg Feigl
Fotos Buchumschlag (Vorderseite)	Kramp+Gölling Fotodesign (Ölflasche, u.);
	Jana Liebenstein (Alfons Schuhbeck, o.r.)
	Stockfood/Aras, K. (Salat, o.r.)
Herstellung	Karin Mayer
	Peter Karg-Cordes
Lithografie	Christine Rühmer
Druck und Bindung	L.E.G.O., Vicenza

Besuchen Sie uns auch im Internet unter www.zsverlag.de

ALFONS SCHUHBECK

DIE HEILKRAFT VON
Omega-3

Warum das Leinöl unsere
Gesundheit schützt

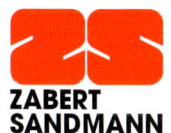

ZS
ZABERT
SANDMANN

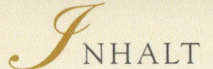

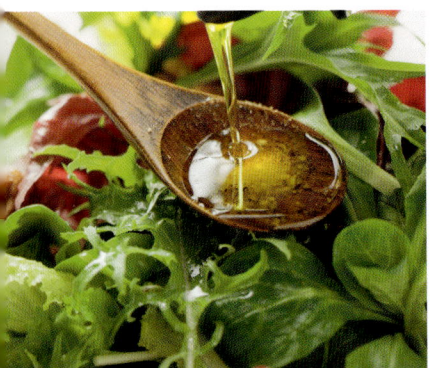

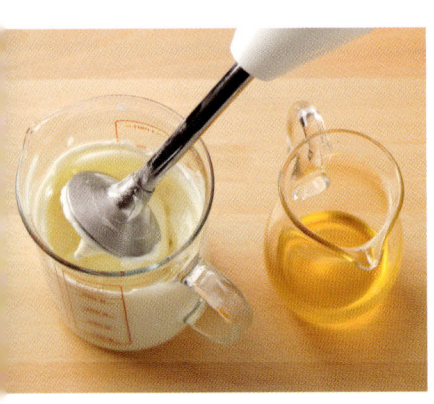

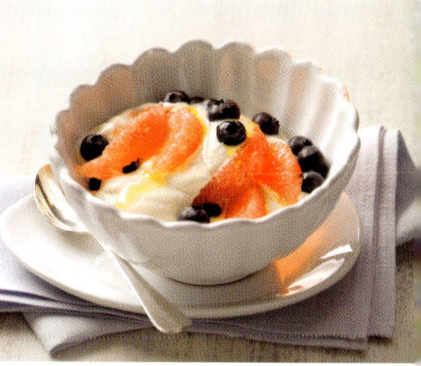

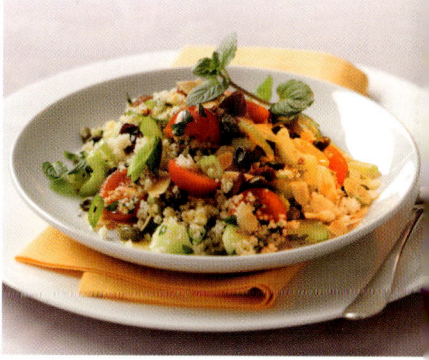

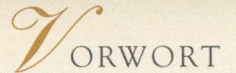

Liebe Leserin, lieber Leser,

dass wirklich gutes Essen nicht nur schmecken, sondern auch dem Körper guttun soll, ist eigentlich eine Binsenweisheit. Doch bei unserem heutigen Ernährungsverhalten wird sie kaum noch beherzigt. Um ein Extrembeispiel zu nennen: Eine Käsetasche auf die Hand, schnell zwischen zwei Terminen verdrückt, stillt zwar den bohrenden Hunger. Aber bekommt der Körper tatsächlich das, was er braucht, um die »Maschine« optimal am Laufen zu halten? Dabei wäre es, gerade in einer Leistungsgesellschaft wie der unseren, ungeheuer wichtig, dem Körper etwas Gutes zu geben, damit er den vielfältigen Anforderungen standhalten kann.

An dieser Richtschnur habe ich nicht nur mein persönliches Ernährungskonzept orientiert. Mit 61 Jahren und einem Arbeitspensum wie meinem muss ich darauf achten, meinen Körper mit den Stoffen zu versorgen, die er braucht, damit er die Leistung bringen kann, die ich ihm abverlange. Auch bei meiner Arbeit in der Küche habe ich mich im Lauf der Zeit immer intensiver damit beschäftigt, was in Zutaten enthalten ist und wie gesund sie sind.

Mittlerweile bin ich mit der Verquickung von Essen und Medizin sogar unmittelbar konfrontiert: In einem Münchner Krankenhaus gebe ich Kochkurse für Patienten, denen Magen und Bauchspeicheldrüse entfernt wurden; bei dieser Gelegenheit tausche ich mich auch mit den dortigen Ärzten aus. Und der Kardiologe Sigmund Silber, mit dem ich für dieses Buch ein langes Gespräch geführt habe, berät mich nicht nur in allen Gesundheitsfragen rund um Herz und Kreislauf, sondern hat mich 2009 auf einen Facharztekongress eingeladen. Viele der Experten vertreten eine übereinstimmende Meinung: Das richtige Essen, vor allem aber die Verwendung des »richtigen« Fetts, trägt nicht nur »irgendwie« zu einer gesunden Ernährung bei, sondern kann helfen, Herzinfarkten und anderen Herz-Kreislauf-Erkrankungen vorzubeugen.

»Richtiges« Fett mit ungesättigten Fettsäuren, besonders mit wertvollen Omega-3-Fettsäuren, steckt allerdings weniger in einer Käsetasche vom Großbäcker als vielmehr beispielsweise in fettreichem Fisch wie Lachs, Hering oder Makrele. Davon essen wir aber viel zu wenig, um unseren täglichen Bedarf daran zu decken. Ein weiterer hervorragender Lieferant an Omega-3-Fettsäuren ist Leinöl. Ich persönlich jedoch hatte hierzu ursprünglich nicht gerade ein besonders inniges Verhältnis. Meine Mutter stammt von einem Bauernhof, und so gab es häufig Magerquark, Leinöl und Kartoffeln. Wir Kinder mochten das nicht besonders. Außerdem war es für uns befremdlich, dass wir ein Öl essen sollten, mit dem sonst der Boden zu Hause poliert wurde und das der Esel bekam. Dass das auch noch gesund sein sollte, war für mich als Kind schwer nachvollziehbar.

Mit dem Leinöl versöhnt habe ich mich, als ich von der Chemikerin Johanna Budwig hörte, die die unterschiedlichen Fettarten in unserem Essen erforschte und die bis zu ihrem Tod 2003 nicht müde wurde, auf die besondere Bedeutung gerade der Omega-3-Fettsäuren hinzuweisen. Bereits 1950 hat sie zur Eindämmung von Zivilisationskrankheiten eine spezielle Diät auf der Basis von Leinsamen, Leinöl, Quark und Hüttenkäse entwickelt – ich selbst esse jeden Tag einen Quark mit Leinöl und Grapefruit zum Frühstück.

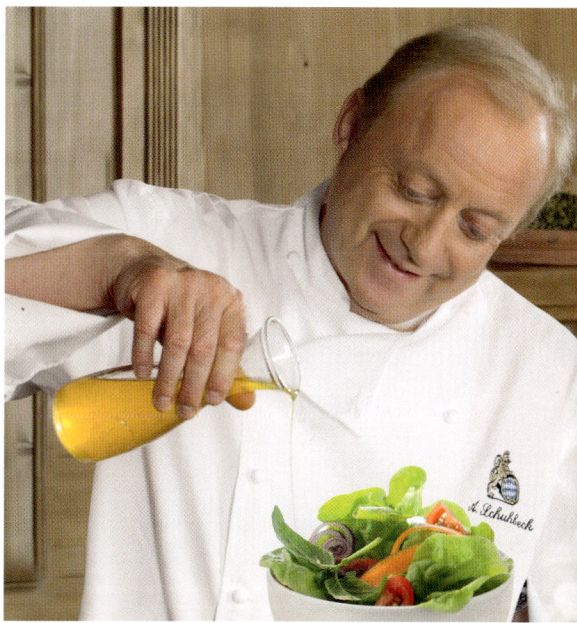

Um eine Diät soll es in diesem Buch aber definitiv nicht gehen, sondern um gesundes Essen, das richtig gut schmeckt. Schließlich bleibt niemand lange bei der Stange, wenn er sich zwar aus Vernunftgründen gesund ernährt, dabei aber das Genießen vernachlässigen muss. Zum Glück ist das Genusspotenzial von Leinöl groß: Wenn es schonend hergestellt wurde, ist es überaus geschmackvoll und hat einen eigenen, etwas nussigen Charakter, der mit vielen herzhaften, aber auch süßen Gerichten hervorragend harmoniert.

Allerdings ist es ziemlich empfindlich – ein paar Grundregeln sollte man kennen, damit nicht durch die falsche Behandlung in der Küche der feine Geschmack und die wertvollen Fettsäuren verloren gehen. Solche Empfehlungen finden Sie im Buch ebenso wie eine Fülle an Rezepten, die speziell auf dieses kostbare Öl abgestimmt sind.

Ich bin mir sicher, wenn Sie Leinöl erst einmal für sich entdeckt haben, werden Sie es schnell genauso wertschätzen wie ich selbst. Insofern wünsche ich Ihnen viel Freude bei dieser kulinarischen Wiederentdeckung.

Ihr Alfons Schuhbeck

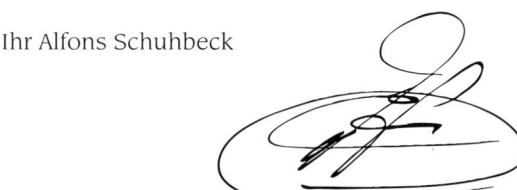

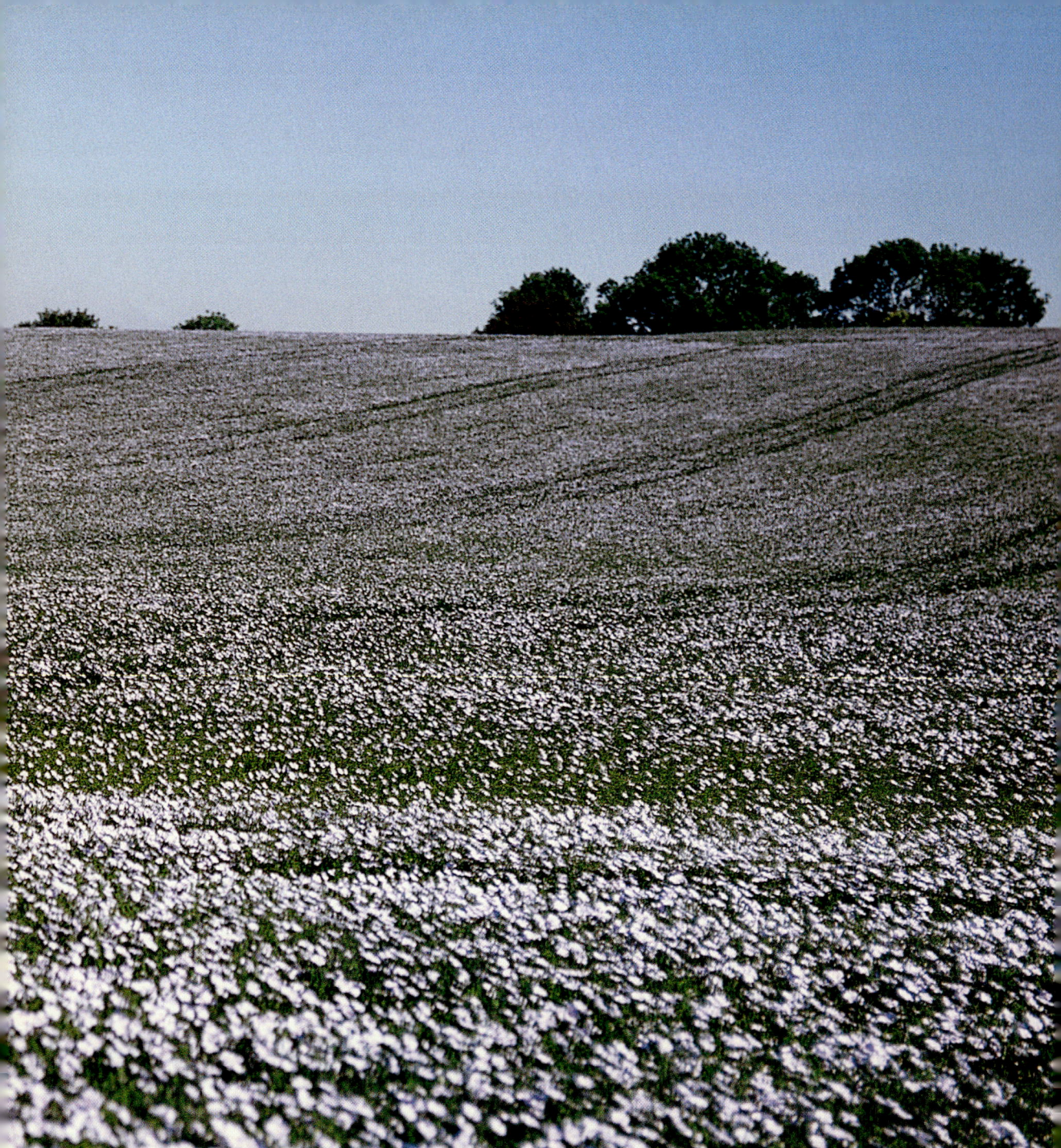

Die Bedeutung von Fettsäuren

Leinöl: unschlagbar im Omega-3-Gehalt

Fettsäuren und ihre Wirkung im Körper

Der kleine Unterschied in ihrer Struktur

Fette und Öle sind besser als ihr Ruf. Es ist fast in Vergessenheit geraten, dass darin Stoffe enthalten sind, die in unserem Körper Gutes tun, die wir sogar dringend zum Leben brauchen. Fette sind nämlich nicht nur Energiereserven in unserem Körper. Sie und ihre Bestandteile haben zentrale Aufgaben im Stoffwechsel und im Immunsystem, sie sind wichtig für den Hormonhaushalt und das Nervensystem. Die Hülle jeder einzelnen Körperzelle besteht aus einer doppelten Schicht von Fettverbindungen. Sie sorgen dafür, dass Ordnung in den Körperzellen herrscht, dass nicht alle Stoffe hinein- und herausfließen können, wie es ihnen passt, und dass die Zellen in den Organen ihre Aufgaben überhaupt erfüllen können.

Essenzielle und andere Fette

Die meisten Fettverbindungen, die der Körper braucht, kann er selbst herstellen, doch nicht alle. Manche Nährstoffe müssen wir mit der Nahrung zu uns nehmen, sie sind lebensnotwendig oder »essenziell«. Dazu gehören einige Vitamine und Aminosäuren, die Bausteine des Eiweißes, und dazu zählen auch ganz bestimmte Fettsäuren, die Hauptbestandteile der Fette.

Natürlich ist nicht jedes von den Hunderten von Fetten, die es in der Natur gibt, auch wichtig für den Körper, und nicht jedes Fett müssen wir unbedingt mit der Nahrung aufnehmen. Speicherfette kann der Organismus zum Beispiel bei genügender Kalorienzufuhr wunderbar selbst herstellen, die brauchen wir nicht zu essen. Trotzdem tun wir es, weil uns das Essen dann besser schmeckt. Fette und Öle sind die eigentlichen Geschmacksträger im Essen. Ohne sie würde vieles fad und langweilig schmecken. Und was wäre ein Schweinsbraten ohne Fettkruste, was ein gutes Bauernbrot ohne Butter und was ein Salat ohne ein aromatisches Öl? Wir wollen schließlich unsere Mahlzeiten genießen – und das ist auch gut so. Wer mit Genuss isst, isst meistens nicht allzu ungesund, da haben unsere Geschmacksnerven tatsächlich eine wichtige Wächteraufgabe im Körper, wenn sie nicht durch zu viel schlechtes Essen verdorben worden sind.

Fette sind uns aber jahrelang madig gemacht worden. Bis heute heißt es oft: Wir ernähren uns zu üppig, zu süß und zu fett. Fett, so hat es sich mittlerweile in vielen Köpfen festgesetzt, sollte man beim Essen unbedingt meiden. Das trifft aber nur zu, wenn vom übermäßigen Fettverzehr und von den falschen Fetten die Rede ist. Im Sinne unserer Gesundheit geht es aber darum, schlechte Fette zu meiden und bei der Auswahl unserer Lebensmittel, Zutaten und Gerichte auf gute Fette zu achten. Ob nun ein Fett gut ist oder schlecht, entscheidet sich an seinen Fettsäuren.

Gesättigte Fettsäuren

Es gibt fast 400 Sorten von Fettsäuren in Tieren, Pflanzen und Kleinstlebewesen. Für den menschlichen Körper ist aber nur ein gutes Dutzend von Bedeutung. Je nachdem, wie die Fettsäuren chemisch aufgebaut sind, haben sie unterschiedliche Eigenschaften und sind für den Körper mehr oder weniger gesund.

So eine Fettsäure kann eine kurze oder eine lange Kette sein – je nachdem, wie viele Kohlenstoffatome aneinanderhängen. Manche haben nur vier Kettenglieder aus Kohlenstoffatomen, andere hingegen mehr als zwanzig. Außen herum um die Kohlenstoffkette hängen ähnlich wie bei einer Bürste eine Reihe von Wasserstoffatomen, und da liegt der Hase im Pfeffer. Wenn nämlich die maximale Zahl an Wasserstoffatomen an der Kette hängt, ist die

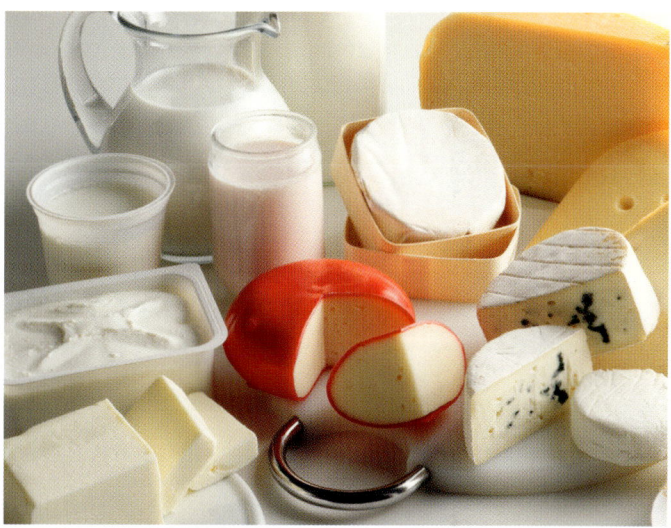

Käse, Milch und Butter liefern neben Eiweiß auch gesättigte Fettsäuren. Für unseren Körper kein Problem, solange man auch genügend gesunde Pflanzenöle zu sich nimmt.

Fettsäure gesättigt. Dann liegt sie gerade ausgestreckt da und hat wegen ihrer chemischen »Sättigung« auch keine große Lust auf irgendwelche chemischen Reaktionen. Die Kohlenstoffkette enthält nun lauter einfache chemische Bindungen. Sie benimmt sich eher träge und hat deswegen im Körper hauptsächlich statische Aufgaben: Sie fungiert etwa als Energiespeicher in Fettzellen oder als Baustoff.

Zu den gesättigten Fettsäuren in unserer Nahrung zählen zum Beispiel die Stearinsäure und die Palmitinsäure aus Tier- und Pflanzenfetten oder die Caprylsäure im Milch- und Kokosfett. Sie kommen überwiegend in Fetten tierischen Ursprungs vor, wobei unsere beliebtesten Fleischlieferanten, das Schwein und das Rind, in ihrem Muskelfett und auch im Milchfett besonders

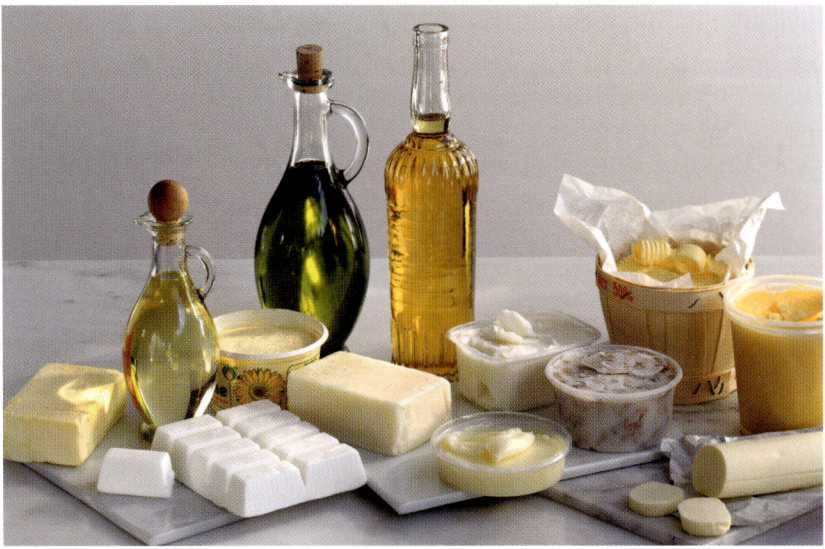

Fette mit vielen ungesättigten Fettsäuren sind bei Raumtemperatur flüssig, von Natur aus liegen die meisten Pflanzenfette deshalb als Öl vor. Tierische Fette wie Butter oder Schmalz sind aufgrund der vielen gesättigten Fettsäuren hingegen fest.

viele gesättigte Fettsäuren enthalten. Dementsprechend sind unsere Hauptquellen für gesättigte Fettsäuren also Fleisch und Wurst, Butter, Käse und andere Milchprodukte. Aber auch das pflanzliche Kokosfett und das Palmkernfett bestehen überwiegend aus gesättigten Fettsäuren. Diese Fette erkennt man sehr leicht daran, dass sie meist schon bei normaler Raumtemperatur, mindestens aber im Kühlschrank im festen Zustand vorkommen, weil sie wegen ihrer chemischen Trägheit einen höheren Schmelzpunkt haben. Außerdem verwendet die Nahrungsmittelindustrie bei der Herstellung von Fertiggerichten, Süßwaren und Gebäck fast immer sogenannte gehärtete Fette mit überwiegend gesättigten Fettsäuren.

Man sollte tatsächlich nicht zu viel von ihnen verzehren, denn der Körper kann mit ihnen kaum etwas Vernünftiges anfangen, außer Energie aus ihnen zu beziehen. Alles, was er zu viel davon bekommt, steckt er direkt als Speicherfett in die Fettzellen. Schlimmer noch: Langfristig erhöht der Mensch, dessen Körper zu viele gesättigte Fettsäuren zu verarbeiten hat, sein Risiko für Fettstoffwechselstörungen und Blutgefäßveränderungen bis hin zum Herzinfarkt (siehe Seite 24–26).

Einfach ungesättigte Fettsäuren

Viel gesünder sind Fette und Öle mit ungesättigten Fettsäuren. Sie unterscheiden sich von den gesättigten dadurch, dass die Kohlenstoffatome manchmal durch doppelte Bindungen verknüpft sind. Das hat zwei unmittelbare Folgen: Es hängen zum einen weniger Wasserstoffatome daran, die Fettsäure heißt deswegen ungesättigt. Zum Zweiten ist die Kette durch die natürliche Doppelbindung geknickt. Diese veränderten Eigenschaften führen dazu, dass benachbarte Fettsäuren weniger fest aneinanderhaften – dadurch ist das Fett bei normaler Temperatur flüssig, also ein Öl. Eine ungesättigte Fettsäure ist außerdem chemisch aktiver und deswegen im Körper vielseitiger verwendbar.

Einfach ungesättigte Fettsäuren haben lediglich eine Doppelbindung. In diese Gruppe gehören zum Beispiel die Ölsäure, die in allen pflanzlichen Naturölen vorkommt, die Erucasäure in Raps- und Senföl oder auch die Petroselinsäure aus dem Korianderöl. Wenn wir in der Küche hauptsächlich pflanzliche Öle einsetzen und tierische Fette wie Butter oder Schmalz nur sparsam verwenden, bekommen wir einen gesunden Anteil einfach ungesättigter Fettsäuren ohne Mühe durch pflanzliche Öle in Salatsaucen, beim Braten und Backen zusammen. Worauf wir jedoch besonders achten sollten, weil sie in unserer mitteleuropäischen Ernährung nicht automatisch ausreichend vorhanden sind, sind die mehrfach ungesättigten Fettsäuren.

Mehrfach ungesättigte Fettsäuren

Sie sind für den menschlichen Organismus die wertvollsten. Diese Fettsäuren tragen zwei oder mehr Doppelbindungen in der Kohlenstoffkette und haben den niedrigsten Wasserstoffanteil. Weil sie dadurch noch reaktionsfreudiger sind als die einfach ungesättigten, wirken sie sich an vielen Stellen im Stoffwechsel äußerst positiv aus.

Zu dieser Gruppe gehören auch die essenziellen Fettsäuren, die der Körper nicht selbst herstellen kann und die zum Aufbau der Zellmembranen gebraucht werden, zum Beispiel die alpha-Linolensäure aus dem Leinöl. Die mehrfach ungesättigten Fettsäuren kommen in unterschiedlichen Anteilen in vielen Pflanzenölen vor, aber auch in Fischfetten. Die Linolsäure ist beispielsweise eine weitverbreitete, zweifach ungesättigte Fettsäure und stellt einen hohen Anteil in Sonnenblumenöl, Distelöl und Traubenkernöl.

Für die gesundheitliche Wirkung einer mehrfach ungesättigten Fettsäure ist es wichtig, wo die Doppelbindungen sitzen. Das wird in einer Fettsäure immer vom Ende her gezählt. Man nennt es Omega nach dem letzten Buchstaben im griechischen Alphabet. Hängt also die letzte Doppelbindung der Kette zum Beispiel drei Kohlenstoffatome vom Omega-Ende entfernt, spricht man von einer Omega-3-Fettsäure. Ist sie sechs Kohlenstoffatome vom Omega-Ende entfernt, handelt es sich um eine Omega-6-Fettsäure. Und ist sie neun Kohlenstoffatome entfernt, ist es eine Omega-9-Fettsäure. So teilt man die mehrfach ungesättigten Fettsäuren in Omega-3, -6 und -9 ein, und die biochemischen Details, die sie unterscheiden, sind ungeheuer wichtig für ihre gesunden oder ungesunden Eigenschaften (siehe Seite 28–35).

Die ungesunden Transfettsäuren

Bei der Verwertung der Nahrungsfette im Körper ist außer der Zahl und Lage der Doppelbindungen in den mehrfach ungesättigten Fettsäuren noch entscheidend, ob diese Bindungen in der natürlichen oder in der Transform vorliegen. In der normalen Cisform ist die Fettsäure an der Stelle der Doppelbindung geknickt. In der Transform aber ist die Fettsäure gestreckt und hat deswegen ganz andere Eigenschaften.

Bestimmte Lebensmittel enthalten noch immer relativ viele Transfettsäuren. Dazu gehören frittierte Produkte wie Pommes frites oder Kartoffelchips, aber auch Backwaren. Transfettsäuren kommen in Pflanzensamen nicht vor, sie entstehen erst durch chemische Veränderungen. Bei der Verarbeitung von pflanzlichen Ölen ist diese Veränderung manchmal industriell beabsichtigt, manchmal ein unbeabsichtigtes Nebenprodukt.

Margarine zum Beispiel besteht aus Pflanzenfetten, die früher chemisch gehärtet wurden. Teilweise wird dieses ungesunde Verfahren auch heute noch angewendet, denn dadurch wird Margarine auf einfache Weise streichfähig. Durch die chemische Umwandlung der Cisfettsäuren in Transfettsäuren entsteht aus dem Pflanzenöl ein festes Fett, das sich aufs Brot streichen lässt. Transfettsäuren haben für die Lebensmittelindustrie noch einen weiteren Vorteil: Sie zersetzen sich später als die natürlichen ungesättigten Fettsäuren, dadurch wird das Fett später ranzig und ungenießbar, das Produkt ist länger haltbar.

Doch für diejenigen, die viele solcher Transfettsäuren essen, hat das einen gravierenden Nachteil: Die Transfettsäuren sind nämlich leider ziemlich ungesund. Sie erhöhen den Anteil des »schlechten« LDL-Cholesterins (LDL=*Low-density Lipoprotein*) im Blut. Lange Zeit dachte man, dass sie deswegen auch direkt das Risiko für Arterienveränderungen (Arteriosklerose) und damit das Infarktrisiko und das Schlaganfallrisiko erhöhen würden. Daran haben aber Wissenschaftler inzwischen wieder Zweifel. Dass der LDL-Wert im Blut tatsächlich etwas über das Herzinfarktrisiko aussagt, gilt nicht mehr unbedingt als ausgemacht, und so könnte die Wirkung der Transfettsäuren doch nicht ganz so schädlich sein, wie man bislang angenommen hat. Solange darüber aber keine Klarheit herrscht, ist sicherheitshalber Vorsicht geboten. Manche Länder haben deswegen einen Höchstwert für Transfettsäuren in Lebensmitteln festgesetzt, der bei der Produktion nicht überschritten werden darf. In Deutschland beschränkt man sich auf Empfehlungen, und der Hersteller muss auch nicht auf die Packung schreiben, ob und wie viele Transfettsäuren im Lebensmittel enthalten sind. Höchstens ein Prozent der Nahrungsenergie sollte den Empfehlungen zufolge aus Transfettsäuren kommen, das wären bei einem

Durchschnittsmann etwa 2,6 Gramm pro Tag. Diese Menge kommt jedoch mit der heute oft üblichen Ernährungsweise schnell zusammen.

Aus dem Weg gehen kann man den Transfettsäuren allerdings schon, und zwar durch die richtige Auswahl der Lebensmittel. Also nicht zu viele Kekse und Kuchen aus industrieller Fertigung essen, und auch mit Kartoffelchips und frittierten Produkten sollte man möglichst sparsam umgehen. Aber das empfiehlt sich ja schließlich auch aus Geschmacksgründen. Besonders jene Transfettsäuren, die bei starkem Erhitzen entstehen können, gelten als gesundheitsschädlich. Manche Menschen braten sie sich auch unbeabsichtigt am eigenen Herd. Wenn man zum Frittieren oder zum Braten nämlich ein ungeeignetes Pflanzenöl verwendet (siehe Seite 45) und es zu heiß werden lässt, fangen die darin enthaltenen mehrfach ungesättigten Fettsäuren an zu oxidieren. Bei sehr großer Hitze können sie sich sogar zu Transfettsäuren umwandeln. Deswegen soll man beim Braten immer eine möglichst geringe Hitze wählen (siehe Seite 45). Denn oxidierte Fette schmecken ranzig und sind eben nicht mehr so gesund.

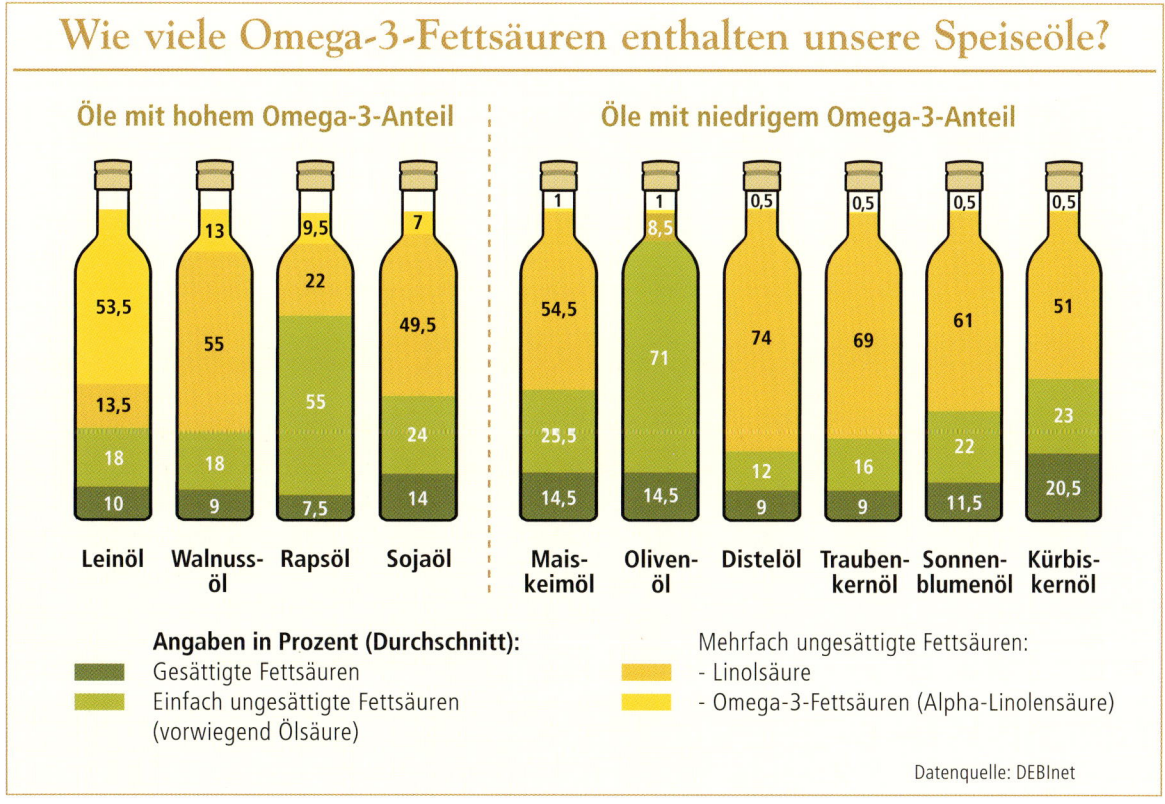

Wie viele Omega-3-Fettsäuren enthalten unsere Speiseöle?

Öle mit hohem Omega-3-Anteil

Leinöl	Walnuss-öl	Rapsöl	Sojaöl
53,5	13	9,5	7
	55	22	49,5
13,5		55	24
18	18		14
10	9	7,5	

Öle mit niedrigem Omega-3-Anteil

Mais-keimöl	Oliven-öl	Distelöl	Trauben-kernöl	Sonnen-blumenöl	Kürbis-kernöl
1	1	0,5	0,5	0,5	0,5
54,5	8,5	74	69	61	51
25,5	71	12	16	22	23
14,5	14,5	9	9	11,5	20,5

Angaben in Prozent (Durchschnitt):
- Gesättigte Fettsäuren
- Einfach ungesättigte Fettsäuren (vorwiegend Ölsäure)

Mehrfach ungesättigte Fettsäuren:
- Linolsäure
- Omega-3-Fettsäuren (Alpha-Linolensäure)

Datenquelle: DEBInet

Tatsächlich gibt es auch natürlich vorkommende Transfettsäuren, wenn auch nicht in Pflanzenölen. Sie entstehen durch Bakterien, das heißt zum Beispiel im Rindermagen bei der Verdauung des Grases oder auch durch Bakterien bei der Käseherstellung. Etwa drei bis sechs Prozent der Fettsäuren in Milchprodukten wie Joghurt, Butter oder Käse sind natürliche Transfettsäuren. Damit alleine überschreitet man aber nur schwer den empfohlenen Höchstwert. Wegen möglicher Transfettsäuren also auf Käse zu verzichten wäre übertriebene Vorsicht.

Welche Mischung ist die beste?

Ohnehin sollte man nicht mehr als ein Viertel bis höchstens ein Drittel der Kalorien in Form von Fetten zu sich nehmen, und davon wiederum nur ein Drittel aus Fetten mit gesättigten Fettsäuren. Zwei Drittel der Fette im täglichen Menü sollten also ungesättigte Fettsäuren enthalten.

Das gelingt nur durch den konsequenten Einsatz gesunder Pflanzenöle in der Küche, und es geht kaum, wenn man sich hauptsächlich von hochverarbeiteten Fertigprodukten ernährt.

Da die verschiedenen Pflanzenöle unterschiedliche Anteile an ungesättigten Fettsäuren enthalten, kann man schon beim Einkaufen etwas für die Gesundheit tun. Einfach ungesättigte Fettsäuren sollten mehr als ein Drittel des Fettverzehrs ausmachen. Öle mit höheren Anteilen an mehrfach ungesättigten Fettsäuren sind im Prinzip die gesünderen, aber da kommt es auf die Art der Omega-Fettsäuren an (siehe Seite 28–35).

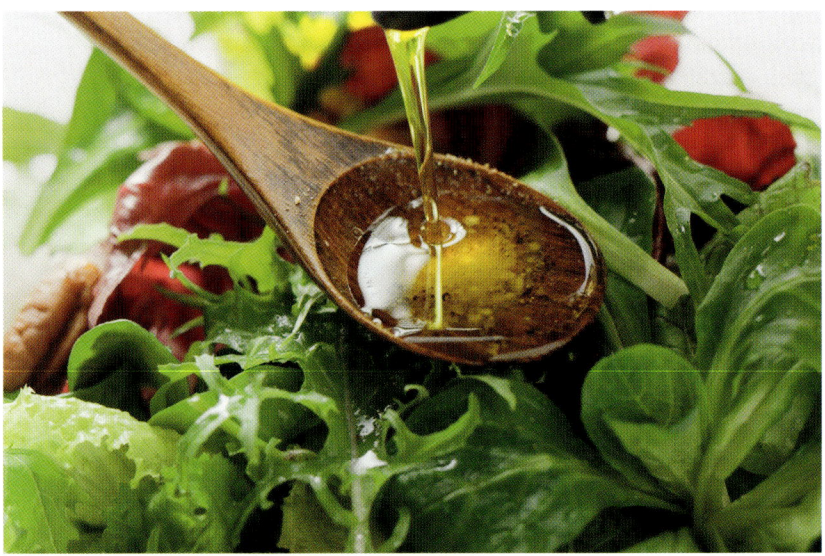

Ein Salat, mit aromatischem Pflanzenöl zubereitet, schmeckt nicht nur, sondern steuert auch gesunde, ungesättigte Fettsäuren bei.

Öle und ihre
schonende Gewinnung

Auf welche Inhaltsstoffe es ankommt

Öle kennen wir aus der Natur eigentlich nicht. Sie fließen nirgends frei herum. Trotzdem sind sie uns seit Langem als natürliche Stoffe bekannt. Dank der Kulturtechniken des Ölpressens, die die Menschen vor Tausenden von Jahren entwickelt haben, sind uns Öle sehr vertraut geworden. Wir benutzen sie ganz selbstverständlich, ob in der Küche, zur Körperpflege oder zur Behandlung von Krankheiten.

Viele Pflanzen benutzen Öle als Energiespeicher in ihren Früchten oder Samen. Die Olive aus dem Mittelmeerraum trägt zum Beispiel ihr Öl im Fruchtfleisch, die Walnuss und die Haselnuss aus unseren Breiten speichern Öl in der Nuss, andere Pflanzen wie die Sonnenblume, die Weintraube oder der Kürbis in den Kernen. Sie alle können als Samen keimen. Das Öl ist dabei die Energiereserve, die das keimende Pflänzchen nutzen kann, bis es selbst Fotosynthese betreiben und für seine Ernährung sorgen kann. Öle in Nüssen oder Kernen sind also zunächst Nahrung für den keimenden Samen.

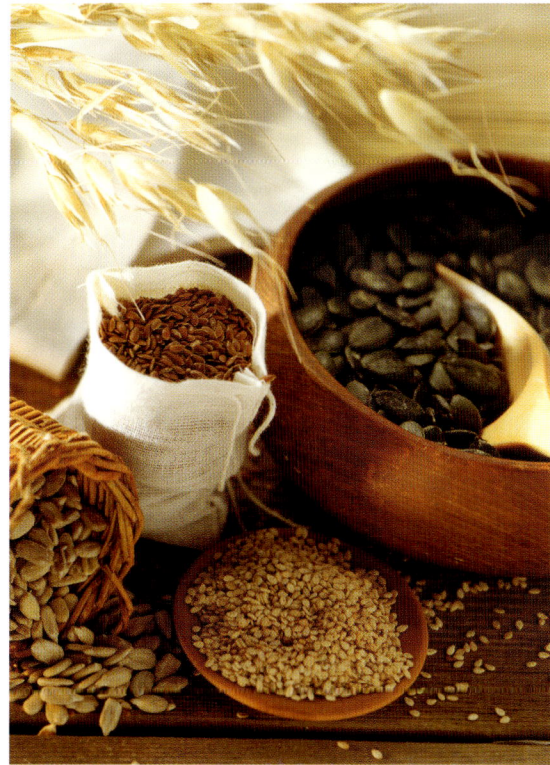

Ob Kürbis- oder Sonnenblumenkerne, Lein- oder Sesamsamen: Kalt gepresst ist ihr Öl am gesündesten.

Am besten kalt gepresst

Und sie sind Nahrung für uns Menschen, die wir die Nüsse und Kerne essen und in der Lage sind, das Öl aus den Samen herauszuholen. Je weniger wir es dabei verändern, desto besser. Idealerweise nehmen wir das Öl in der Form zu uns, wie es in der Pflanze vorkommt. Unverändert bleibt das Öl aber praktisch nur, wenn man es schonend herauspresst und dabei nicht erhitzt. Dann erhält man ein kalt gepresstes Öl, die schmackhafteste und gesündeste aller Varianten. Es darf, so sind die Vorschriften in der Europäischen

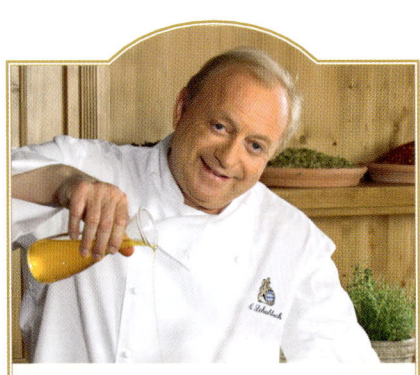

Öle als Gewürz

Kalt gepresste Öle behalten den charakteristischen Geruch und Geschmack, wie er in den Pflanzensamen enthalten ist. Deswegen schmecken sie teilweise so intensiv, dass man sie wie ein Gewürz verwenden kann. Nicht nur Salatdressings und Dips lassen sich mit kalt gepressten Ölen würzen und verfeinern, sondern auch Gegrilltes, schonend Gebratenes und sogar Suppen. So bekommt etwa die »Geeiste Gurken-Ingwer-Suppe« (siehe Seite 71) durch etwas Leinöl den letzten Schliff. Umgekehrt lassen sich aus den hochwertigen Pflanzenölen durch Zugabe von Gewürzen oder Kräutern auch geschmacksintensive Gewürzöle zubereiten. Zum Beispiel erhält das Öl für die »Spaghetti aglio e olio« (siehe Seite 80) sein feines Aroma, indem es mit einer kräftig gewürzten Brühe vermischt wird.

Union, zur Pressung nicht wärmer als 40 °C sein, um noch als »kalt gepresst« bezeichnet werden zu dürfen. Sein Geschmack ist durch die Pflanze geprägt, von der es stammt. Deswegen schmecken kalt gepresste Öle sehr charakteristisch, und man kann sie in der Küche zur Verfeinerung von Salaten, Saucen und mehr verwenden. Sie sind dadurch ähnlich wie Gewürze einsetzbar.

Bei der industriellen Verarbeitung von ölhaltigen Pflanzensamen ist es aber keineswegs normal, dass die natürlichen Inhaltsstoffe und der Geschmack erhalten bleiben. Oft werden die Öle bei der Pressung erhitzt, man holt sie mit heißem Dampf oder anderen Lösungsmitteln aus der Pflanze heraus. Dabei verändern sie sich jedoch und verlieren manche Eigenschaften, die sie eigentlich für uns wertvoll machen.

Woraus bestehen Öle?

Öle sind nichts anderes als Fette, die bei Raumtemperatur nicht fest, sondern flüssig sind. Diese Eigenschaft haben sie, weil ihre Fettsäuren kürzer und zu bestimmten Teilen ungesättigt sind (siehe Seite 13). Die Ölmoleküle schwimmen umher und halten sich nicht so stark aneinander fest, wie das bei Fetten mit gesättigten Fettsäuren der Fall ist.

Ein Ölmolekül kann man sich etwa vorstellen wie eine Qualle im Meer. Sie hat einen Kopf und Tentakeln. Der Kopf der »Ölqualle« ist ein Glyzerin, ein Alkohol mit drei Alkoholgruppen. Das ist bei allen Fetten und Ölen gleich. An diesem Glyzerin hängen immer drei Tentakeln, die Fettsäuren. Ein Glyzerin mit drei Fettsäuren geben also zusammen ein Öl- oder Fettmolekül.

Die drei Fettsäuretentakeln können, müssen aber nicht von derselben Sorte sein. So kann es vorkommen, dass in einem einzigen Ölmolekül eine gesättigte, eine einfach ungesättigte und eine mehrfach ungesättigte Fettsäure nebeneinanderhängen (siehe Seite 13–14). In einem Pflanzenöl ist immer eine charakteristische Mischung von Fettsäuren enthalten. Von Pflanze zu Pflanze und von Öl zu Öl schwanken also die Anteile an gesünderen und weniger gesunden Fettsäuren.

Was noch alles im Öl steckt

Das ist aber nicht alles, was ein Öl ausmacht. Wenn es nicht industriell erzeugt wurde, gelangten bei der Pressung natürlich auch andere Inhaltsstoffe des Pflanzensamens mit ins Öl: Farbstoffe zum Beispiel, die dem Öl seine goldene oder grünliche Farbe verleihen. Geruchs- und Geschmacksstoffe, die es in der Küche unverwechselbar machen. Aber auch Vitamine, Antioxidanzien und Mineralstoffe, die es für den Menschen noch wertvoller machen. Zu den fettlöslichen Vitaminen gehören das Vitamin A, das nicht nur für die Augen wichtig ist, sondern auch für die Haut und allgemein für das Zellwachstum. Besonders gesund ist das fettlösliche Vitamin E, das in Pflanzenölen fast immer enthalten ist und als wichtigstes Antioxidans im Körper schädliche Radikale abfängt, zur Zellerneuerung beiträgt, entzündliche Prozesse hemmt und das Immunsystem stärkt. Je höher der Vitamin-E-Gehalt, desto länger ist ein Öl auch haltbar, weil es durch seine Eigenschaften auch die unausweichliche Oxidation der Fettsäuren eine Zeit lang verhindern kann.

Als Fettbegleitstoffe im Öl können außerdem eine Reihe von Stoffen vorkommen, die ihrerseits für den Körper nützlich sein können. Zum Beispiel stärken Phosphoglyzeride die Signalübertragung durch Hormone im Körper, und Sphingolipide sind wichtige Bestandteile der Zellmembran.

Raffiniertes Öl

Manchmal enthalten pflanzliche Öle nach dem Pressen der Ölsaaten auch Begleitstoffe, die dort aus den verschiedensten Gründen unerwünscht sind. Manche lassen das Öl bitter schmecken, wie die Erucasäure aus dem Rapsöl, die man anschließend entfernt, um das Öl genießbar zu machen. Andere Stoffe nimmt man heraus, um eine klarere Farbe zu erlangen oder um einen unangenehmen Geruch zu entfernen. Oder man möchte das Öl länger haltbar machen und beseitigt deswegen Inhaltsstoffe, die zu einer schnelleren Oxidation führen. Eine solche technische Nachbearbeitung von Ölen heißt Raffination und kann

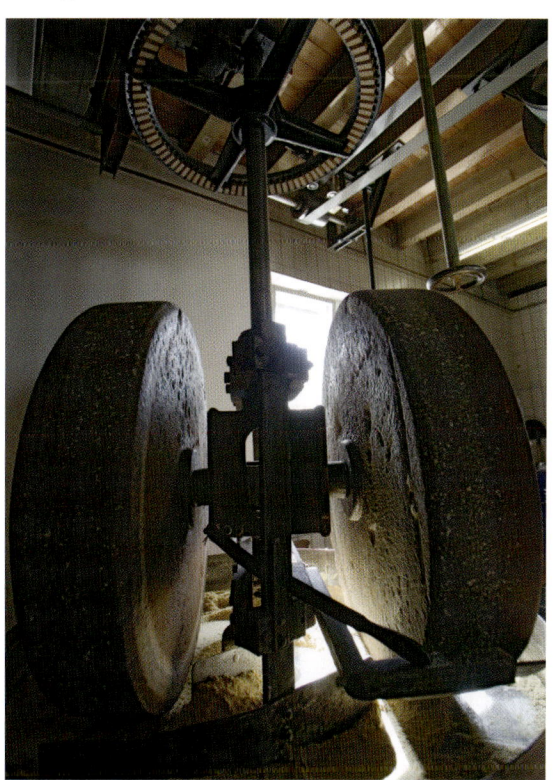

Naturbelassen ist das Öl aus traditionellen Ölmühlen: Die sich drehenden Mühlsteine brechen die Ölsaat auf.

chemisch oder physikalisch erfolgen, Letzteres meistens durch Wasserdampfdestillation. Man macht das insbesondere auch, um Bratöle zu bekommen, die keinen Eigengeschmack haben und die man höher erhitzen kann als die natürlichen Pflanzenöle, die sich bei hohen Temperaturen zersetzen. Einfache Speiseöle, die unter der Bezeichnung Tafelöl, Pflanzenöl oder Salatöl im Handel gebräuchlich sind, sind meistens Mischungen aus verschiedenen pflanzlichen Ölen und immer raffiniert.

Öle als Nahrungs- und als Heilmittel

Ihre Bedeutung in der Kulturgeschichte

Lange Zeit war es in Mitteleuropa das Wichtigste, keinen Hunger leiden zu müssen, also genügend Nahrungsenergie zu sich zu nehmen. Denn die Menschen arbeiteten körperlich hart auf dem Land, in der Industrie oder auch im Haushalt. Fettreiches Essen war sehr erstrebenswert, da Fett der mächtigste Energielieferant ist. Fettes Fleisch gab es zu Festen und Feiern, man briet mit Schweine- oder Gänseschmalz, und wer konnte, verwendete viel Butter in der Küche. Das blieb so bis in die Nachkriegszeit.

Die Ernährungsgewohnheiten der Deutschen

Als sich nach Ende der Hungerzeiten die Läden wieder füllten, gab es bald auch eine neue Errungenschaft: Margarine wurde zum modernen und preiswerten Butterersatz. Gleichzeitig hielten Bratöle Einzug in den Regalen, und obwohl man Schmalz und Butter immer noch für die besseren Fette hielt, fanden die neuen Produkte mehr und mehr Verwendung.

Einen radikalen Imagewandel machten alle Fette durch, als in den späten Sechzigerjahren mit dem Model Twiggy die Schlankheitswelle begann. Plötzlich galten nicht mehr nur wohlgenährte Frauen als schön, sondern auch ganz schlanke. Bis heute wurde das Schönheitsideal immer dünner – Marylin Monroe würden wir nach heutigen Maßstäben als übergewichtig bezeichnen. Fortan wurden Kalorien gezählt, Diäten gepriesen und Fett möglichst aus dem Essen verbannt. Die Lebensmittelindustrie brachte fettarmen Joghurt, fettarmen Käse und fettarme Wurst auf den Markt. Man machte keinen Unterschied zwischen den Fetten. Hauptsache, man aß weniger davon.

Mit steigendem Wohlstand fuhren die Deutschen in den Urlaub. Man lernte die mediterrane Küche kennen, die mit viel Gemüse, Salaten, Ölen und Fisch äußerst gesund ist, doch was den deutschen Ernährungsgewohnheiten eher entsprach, waren Pizza und Pasta. Vor allem das italienische Resteessen Pizza trat einen Eroberungszug nach Norden an. Der gesunde Anteil der mediterranen Küche blieb für die Masse unentdeckt, bis in den Achtzigerjahren die grüne Bewegung begann. Man sorgte sich um die Umwelt und um die Gesundheit. Essen wurde nun auch als Gesundheitsfaktor wahrgenommen, und die Biokost eroberte sich in der zunehmend industrialisierten Lebensmittelbranche eine Nische. Nun erst sprach sich herum, wie gesund die Mittelmeerkost ist. Man entdeckte die Toskana und das Olivenöl, am besten kalt gepresst. Zugleich geriet das bisher hochgeschätzte Fleisch von Schweinen und Rindern durch verschiedene Skandale in Verruf. Tierschützer prangerten die Massenviehhaltung und grausame Viehtransporte an. Die Rinderkrankheit BSE verbreitete sich und schien auch für den Menschen bedrohlich. Man machte sich Gedanken über den Sinn eines üppigen Fleischkonsums, und Ernährungsfachleute rieten mehr und mehr davon ab. Stattdessen wurden in der gebildeten Mittelschicht Lebensmittel aus ökologischem Anbau immer beliebter. Vor allem Familien mit Kindern kauften »bio«, und die Supermärkte stellten sich darauf ein. Spätestens seit der Jahrtausendwende wurde das Angebot an gesunden Lebensmitteln immer differenzierter. Auch Fette und Öle wurden vielfältiger. Zwar behielt die Butter ihren Platz in der Küche, doch mehr und mehr verwenden die Menschen zu Hause auch Öle aus verschiedenen Pflanzensamen.

Mehr als nur Energielieferanten

Von allen Grundnährstoffen liefern Fette und Öle die meiste Energie. Pro Gramm Fett kann der Körper neun Kilokalorien an Energie gewinnen, viel mehr als aus Eiweiß oder Kohlenhydraten. Überschüssige Energie aus »fetten« Zeiten kann er für die mageren Zeiten in Fettdepots lagern und betreibt so eine ziemlich gut organisierte Vorratsspeicherung. So weit, so bekannt und so unangenehm, denn in Zeiten eines ziemlich mageren Körperideals würden wir diesen Biomechanismus am liebsten abschaffen, aber das geht natürlich nicht. Die hohe Energiedichte betrachten wir längst nicht mehr als eine gute Eigenschaft von Fettstoffen. Darüber ist aber in den Hintergrund gedrängt worden, dass Speisefette und Öle nicht nur Energielieferanten sind, sondern eine ganze Reihe von guten Eigenschaften besitzen:

◆ **Der Genussaspekt:** Ohne Fette und Öle würden die meisten Speisen nach nichts schmecken. Fettstoffe verbessern unser Mundgefühl beim Essen. Die Speisen fühlen sich weicher an und »rutschen« besser. Außerdem sind Fette und Öle die eigentlichen Geschmacksträger.

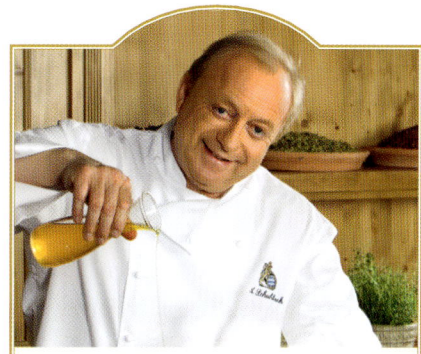

Fett als Geschmacksträger

Ohne Fett wäre eine Mahlzeit ziemlich fad, denn fast alle wichtigen Aroma- und Geruchsstoffe sind fettlöslich und deshalb in den Nahrungsmitteln an Fettstoffe gebunden. Ob Fleisch oder Fisch, ob Kuchen oder Dessert, ohne die Fettbestandteile wären sie halb so schmackhaft. Daher schmeckt leicht marmoriertes Fleisch intensiver als mageres, daher gehört in eine gute Wurst auch etwas Fett, und daher verliert Käse in der Magerstufe seinen Geschmack.

Ein leckeres Gericht braucht jedoch nicht viel Fett, um seinen typischen Geschmack zu entfalten. Ein paar Tropfen Öl zum Gemüse genügen schon, eine kleine Portion Butter in der Sauce oder ein wenig Sahne zum Obstkuchen. Viel Fett bedeutet also nicht viel mehr Geschmack, aber etwas davon braucht jedes gute Essen.

◆ **Der Gesundheitsaspekt:** Mehrfach ungesättigte Fettsäuren brauchen wir für die Bildung wichtiger Abwehrstoffe, für unsere Zellmembranen und für die körpereigene Herstellung von Hormonen. Auf die ungeheuer wichtige Bedeutung von Omega-3-Fettsäuren kommen wir im nächsten Kapitel genauer zu sprechen (siehe Seite 29–35). Mit guten Nahrungsfetten gelangen die essenziellen Fettsäuren in den Körper und auch die fettlöslichen Vitamine A, D, E und K. Erst durch Fette können diese Vitamine vom Körper überhaupt verwertet werden. Deswegen ist ein Karottensalat mit Öl auch gesünder als eine Karotte pur. Das Vitamin A löst sich im Öl und kann dadurch besser für die Verdauung erschlossen werden.

◆ **Der Schönheitsaspekt:** Fette und Öle sind wichtige Schutzstoffe. Sie machen unsere Haut glatt und bewahren sie vor dem Austrocknen.

Die Geschichte des Öls

Schon im frühen Altertum, vor rund 6000 Jahren, haben die Menschen in Babylonien und Ägypten Öl aus Pflanzen gewonnen. Besonders das Sesam- und das Olivenöl waren lange Zeit die wichtigsten Ölquellen in der Ernährung der antiken Gesellschaften, auch in Persien, Syrien und im alten Rom. Man kannte zwar auch Butter und stellte sie aus der Milch von Tieren her, sie kam aber nur in Notzeiten zum Einsatz oder allenfalls zum Backen oder – wie bei den Römern – nur für Salben und medizinische Zwecke.

Das Öl hatte außerdem eine starke religiöse Bedeutung: Der Ölbaum spielte zum Beispiel eine wichtige Rolle als biblisches und religiöses Friedenssymbol. Er überstand die Sintflut, und so kehrte die von Noah ausgesandte Taube mit einem Ölzweig zur Arche zurück. Im alten Griechenland war der Ölbaum der Weisheitsgöttin Athene geweiht. Daher verwendete man Olivenöl nicht nur als Nahrung, sondern auch für Lampen in Heiligtümern, als Opfergabe und für Salbungen.

In den Ölländern Südeuropas und Asiens schätzte man Öle auch wegen ihrer hautpflegenden und kosmetischen Eigenschaften. Als Badeöl oder eingerieben in die Haut schützte es sie vor Austrocknung, es glättete und polsterte sie auf. Auch Haare wurden mit wohlriechenden Ölen balsamiert, um sie glatter und weicher zu machen. Feste Fette und Wachse benutzte man schon früh als Farbträger in der Kosmetik. Die ersten Lippen- und Augenkajalstifte waren auf dieser Basis entstanden.

Auch für medizinische Einreibungen machte man sich einige Öle zunutze. Sie halfen bei Sonnenbrand oder schmerzhaften Hautausschlägen, wirkten bei Entzündungen und förderten die Hauterneuerung. Später wurden Pflanzenöle zur Herstellung von Salben und Cremes verwendet, denn in Verbindung mit Wasser dringen sie besonders gut in die Haut ein. Bis heute finden Oliven-, Avocado- und Jojobaöl vielfach Einsatz in der Kosmetikindustrie. Selbst manche Augentropfen sind aus Pflanzenölen hergestellt. Sie können länger im Auge verweilen und wirken länger als wässrige Lösungen.

Im historischen Mitteleuropa kannte man keine Olivenbäume. Zwar eignen sich fast alle Pflanzenöle als Speiseöl, doch jenseits der Alpen blieb lange Zeit das Fett von Tieren die Hauptquelle der Nahrungsfette. Wahrscheinlich haben die Germanen die Gewinnung und Verwendung von Pflanzenöl erst durch den Kontakt mit dem römischen Kulturkreis kennengelernt. Dass auch einheimische Pflanzen bestes Öl in ihren Samen tragen, darauf kam man erst später. Man entwickelte Methoden, um sie zu pressen und Öl zu gewinnen, doch selbst dann hat man Öl meistens in Lampen verbrannt, anstatt Speisen damit zuzubereiten. Öl für Ernährungszwecke kannten in früheren Jahrhunderten nur wenige mitteleuropäische Kulturkreise. Bekannt sind etwa das Leinöl in der Lausitz, das Kürbiskernöl in der Steiermark, und eine Zeit lang das Mohnöl in Mitteldeutschland.

Was der Körper aus den Nahrungsfetten macht

Schon in Mund und Magen beginnt die Verdauung der Fette und Öle, aber hauptsächlich werden sie im oberen Teil des Dünndarms in ihre Bestandteile zerlegt. Die Gallenblase gibt Gallensalze in den Zwölffingerdarm ab, wo diese die Nahrungsfette mit den wässrigen Bestandteilen mischen und emulgieren. Darmbewegungen zerlegen die Fette dann in feine Tröpfchen. Dadurch wird die Oberfläche der Fetttröpfchen größer, und die fettabbauenden Enzyme aus der Bauchspeicheldrüse haben mehr Angriffsfläche. Sie zerlegen die Fette in ihre Fettsäuren und andere Abbauprodukte, die von den Dünndarmwandzellen aufgenommen und über das Lymphsystem und den Blutkreislauf mit der Hilfe bestimmter Transportproteine (Lipoproteine) auf die Gewebe verteilt werden. Manche dienen der Energiegewinnung, überschüssige gesättigte Fettsäuren gelangen hingegen direkt in die Fettdepots, wo sie für schlechte Zeiten gespeichert werden. Fettsäuren liefern aber auch Vorstufen für die körpereigene Produktion von sogenannten Phospholipiden, den wichtigsten Bausteinen von Zellmembranen. Sie sorgen für Stabilität, für eine gewisse Durchlässigkeit und für die Kommunikation der Zelle mit ihrer Außenwelt. Fettsäuren sind auch Vorstufen zahlreicher wichtiger Gewebshormone und Immunregulatoren. Viele dieser Spezialstoffe können nicht vollständig vom Körper hergestellt werden, sondern brauchen bestimmte Vorstufen, die wir mit der Nahrung aufnehmen müssen, in Form von Linolsäure und alpha-Linolensäure. Um den Körper optimal mit diesen essenziellen Fettsäuren zu versorgen, wird empfohlen, täglich etwa 7 Gramm Linolsäure und 1,4 Gramm alpha-Linolensäure zu sich nehmen.

Die richtige Ernährung für Herz und Kreislauf

Alfons Schuhbeck im Gespräch mit dem Kardiologen Prof. Dr. med. Sigmund Silber

Prof. Dr. med. Sigmund Silber berät Alfons Schuhbeck in allen Gesundheitsfragen rund um Herz und Kreislauf. Gemeinsam mit anderen Herzspezialisten gründete er das »Herzzentrum an der Isar«. Durch einen gesünderen Lebensstil, insbesondere eine gesündere Ernährung, kombiniert mit Bewegung, könnten viele Herzinfarkte vermieden werden, betont der Herzspezialist, und dabei spielt auch die Wahl der Nahrungsfette eine wichtige Rolle. Im Gespräch mit Alfons Schuhbeck erläutert er, warum.

Herr Professor Silber, Sie sind mein wichtigster Berater, was kardiologische Fragen anbelangt.
Gerne! Ich bin ja schon lange Ihr Bewunderer, noch zu der Zeit am Waginger See. Jetzt sind wir schon seit einiger Zeit quasi Nachbarn mit meiner Praxis im Tal in München und Ihrer Domäne am Platzl. Sie haben mich oft um meinen fachlichen Rat gefragt, und ich habe viel über nicht nur sehr gute, sondern auch über gesunde Ernährung von Ihnen lernen können. Es ist großartig, dass sich ein Spitzenkoch wie Sie auch so engagiert um gesundheitliche Fragen kümmert. Da haben Sie eine Vorbildrolle unter den Köchen.

Wie wichtig ist die Ernährung in der Vorbeugung von Herz-Kreislauf-Erkrankungen im Vergleich zu anderen Faktoren?
Die Ernährung ist einer von vielen Risikofaktoren. Während einige Risikofaktoren vorgegeben sind (Alter, Geschlecht, Vererbung), können wir die Ernährung selbst beeinflussen. Leider ist diese heute bei vielen noch so wie vor hundert Jahren, als die Menschen körperlich schwer arbeiten mussten und viele Kalorien brauchten. Der Hauptkalorienträger ist nach wie vor das Fett. Mittlerweile überwiegen aber sitzende Tätigkeiten, Bewegung spielt immer weniger eine Rolle. Und wer sich nicht bewegt, muss die Kalorienzufuhr verringern – Fett als Kalorienträger Nr. 1 sollte erheblich reduziert werden.

Nun geht es aber doch nicht nur darum, weniger Fett zu essen, sondern vor allem das richtige zu wählen, oder?

Richtig. Die Fette, die wir zu uns nehmen, sind meistens tierische Fette mit gesättigten Fettsäuren. Es gibt »gute« Fette und »böse« Fette. Die bösen Fette sind tierische Fette im Fleisch. Je weniger wir uns bewegen, desto weniger gesättigte Fettsäuren brauchen wir, denn sie sind reine Kalorienträger, ansonsten braucht sie der Körper kaum. Wenn wir nun zu viele gesättigte Fettsäuren zu uns nehmen, speichert sie der Körper, wir nehmen zu und bekommen einen dicken Bauch. Aber leider werden diese Fette auch in die Blutgefäße eingelagert. Es bilden sich fettreiche Plaques, die aufbrechen können und dann plötzlich »aus heiterem Himmel« zum Herzinfakt führen können.

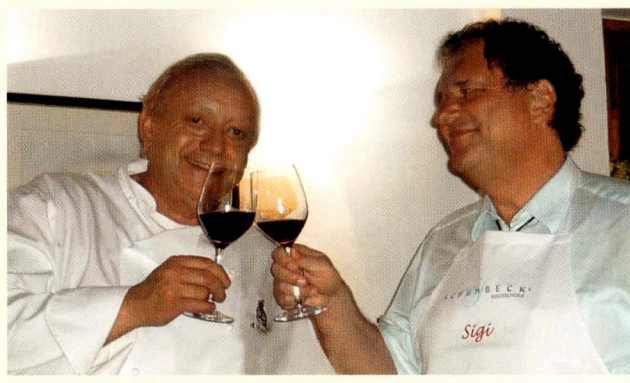

Prof. Dr. Sigmund Silber (rechts) und Alfons Schuhbeck in der Kochschule. Gesunde Personen können mit einem Glas Rotwein täglich ihr Herz und die Gefäße schützen.

Kann man diese Ablagerungen im Herzen erkennen, noch bevor sie Beschwerden machen?

Ja! Diese Ablagerungen in den Herzkranzgefäßen enthalten schon früh geringgradige Verkalkungen, die mit einem Computertomografen bei sehr geringer Strahlendosis ohne Kontrastmittel und schmerzfrei sichtbar gemacht werden können. Wir führen diese Untersuchung selbst schon seit 1999 erfolgreich durch. Wer – gerade im »mittleren« Alter – solche Ablagerungen aufweist, muss ganz besonders auf eine gesunde Ernährung achten.

Die ungesättigten Fettsäuren lagern sich dort nicht ab?

Sie machen genau das Gegenteil. Die ungesättigten Fettsäuren wirken sich – im Gegensatz zu den gesättigten Fettsäuren – günstig auf die Gefäßwände aus, sie wirken gefäßschützend. Wir wissen, dass die ungesättigten Fettsäuren den gesamten Fettstoffwechsel günstig beeinflussen können. Also sollte man die bösen Fettsäuren nach Möglichkeit vermeiden und die guten, die ungesättigten Fettsäuren zu sich nehmen.

Kann man also durch die richtigen Fettsäuren in der Ernährung Herz-Kreislauf-Krankheiten vorbeugen?

Zum Teil ja. Wir dürfen dabei aber den wichtigsten Risikofaktor nicht vergessen, das Rauchen. Wir wissen aus Ländern, in denen in den letzten Jahren ein Rauchverbot in öffentlichen Räumen eingeführt wurde, dass dort tatsächlich die Rate an Herzinfarkten zurückgegangen ist. Risikofaktor Nr. 2 ist unverändert der Bluthochdruck, der durch die steigende Anzahl an übergewichtigen Patienten weiter zunimmt. Dann kommen als Risikofaktoren Übergewicht und Diabetes mellitus, also die Blutzuckerkrankheit vom Typ 2, die sehr eng mit der Ernährung zusammenhängt, hinzu. Bewegungsmangel ist der nächste Risikofaktor von enormer Bedeutung. Die Faustregel ist: möglichst wenig tierisches Fett, das heißt fettarmes Fleisch. Viele machen den Fehler, dass sie grundsätzlich fettarm essen. Man muss aber empfehlen, zwar fettarmes Fleisch, aber fettreichen Fisch zu essen, denn die fettreichen Fische sind gesünder. Zu empfehlen sind Lachs, Hering und Makrele, deswegen ist der bayerische Steckerlfisch auch sehr gesund wegen seines hohen Fettgehalts. Fett ist also nichts Gutes oder Schlechtes, sondern die Frage ist, welches Fett wir essen. Ich empfehle auch denen, die keine Herz-Kreislauf-Erkrankungen haben, nach Möglichkeit mediterrane Kost zu sich zu nehmen, also viel Salat, Obst und Gemüse, Öl und gegrillten Fisch. Das hat zwei Vorteile: Wer viel Fisch isst, nimmt nicht nur viele gesunde, mehrfach ungesättigte Fettsäuren auf, sondern isst auch wenig Fleisch. Und wer wenig Fleisch isst, nimmt auch weniger gesättigte Fette zu sich.

Viele haben Angst vor einem zu hohen Cholesterinspiegel und essen keine Eier mehr. Ich halte das für ein wenig übertrieben. Wird nicht die Bedeutung des Cholesterinspiegels als Risikofaktor überschätzt?
Ja! Ein erhöhter Cholesterinspiegel geht grundsätzlich mit einer höheren Herzinfarktrate einher, das wissen wir seit 50 Jahren. Aber im Einzelfall gibt es große Unterschiede. Es gibt viele Patienten, die schwere Herz-Kreislauf-Erkrankungen haben – trotz eines normalen Cholesterinspiegels. Zu hohes Cholesterin ist also ein Risikofaktor, aber an sich keine Erkrankung. Es muss deswegen nicht jeder mit einem hohen Cholesterinspiegel medikamentös behandelt werden. Es gibt auch viele Patienten mit einem »Super«-Cholesterinspiegel, die aber rauchen und dadurch ein höheres Risiko haben als jemand mit einem erhöhten Cholesterinspiegel, der nicht raucht.

Und es gibt das gute und das böse Cholesterin?
Ja. Das sogenannte HDL-Cholesterin hat eine schützende Funktion, das LDL-Cholesterin ist mehr der Risikofaktor, weil es die Arterienwand schädigen kann. Man kann es sich so merken: L wie »liederlich«. Nun kann man fragen, ob jeder mit einem erhöhten LDL-Cholesterinspiegel krank ist, aber auch hier gilt: Nein! Es ist nur ein Risikofaktor von vielen, und es kommt auf das Gesamtrisiko an, das wir mit verschiedenen Punktesystemen (z. B. dem PROCAM Score oder dem »Kalkscore«) individuell berechnen können.

Was sind für Sie die Top Five der Lebensmittel, um Herz-Kreislauf-Erkrankungen vorzubeugen?

An erster Stelle stehen Salate, am besten zubereitet mit gesunden Pflanzenölen. Salate sättigen, sind gesund, und haben nur wenig Kalorien. An zweiter Stelle stehen fette Fische. Das Toplebensmittel wäre für mich zum Beispiel ein Steckerlfisch, also eine gegrillte Makrele. An dritter Stelle käme schwarzer oder grüner Tee. Es gibt immer mehr Hinweise darauf, dass sogenannte Flavonoide im Tee, das sind sekundäre Pflanzenstoffe, sehr gesund sind. An vierter Stelle kommt dunkle Schokolade, also mit hohem Kakaogehalt. Mittlerweile hat sich in vielen Studien gezeigt, dass Bitterschokolade für Kreislauf und Blutgefäße gesund ist. Nummer fünf sind Walnüsse, die sich als vorbeugend für Herz-Kreislauf-Erkrankungen herausgestellt haben. Nüsse sind allgemein gesund, aber die Walnüsse ganz besonders. Mein Lieblingsmenü aus kardiologischer Sicht wäre also: Als Vorspeise ein gemischter Salat, als Hauptgericht ein Steckerlfisch, wenn es geht mit grünem Tee, und als Nachspeise dunkle Schokolade mit Walnüssen und Obst.

Ginge auch ein Glas Wein zum Essen statt grünem Tee?

Aber sicher! Alkohol in Maßen ist tatsächlich gesund, egal welcher. In vielen wissenschaftlichen Studien kam heraus, dass Alkoholabstinenz sogar ein Risikofaktor ist. Die optimale Alkoholdosis für Herz und Gefäße liegt etwa bei 0,3 Liter Wein pro Tag, bei Frauen etwas weniger als bei Männern. Über die Art gesunden Alkohols gibt es in Europa allerdings verschiedene Ansichten. Die Franzosen zum Beispiel glauben, es ist nur Rotwein, aber wenn man die Studien anschaut, ist es wohl der Alkohol selbst, der in Maßen die Gefäße schützt. Allerdings muss ein – auch wenn nur geringer – Alkoholkonsum mit dem Hausarzt abgesprochen werden, denn bei einigen schweren Herz- oder oder Lebererkrankungen sollte auf Alkohol verzichtet werden.

Da können wir doch gegenseitig von unserem Spezialwissen profitieren.

Ganz meine Meinung. Wir haben ja auch schon Ihr »herzgesundes Leibgericht« als Rubrik in unsere Fachzeitschrift CCN aufgenommen. Und als wir kürzlich unseren p.c.i. Live Kongress, den jährlichen fachübergreifenden Kongress für Kardiologen, Herzchirurgen und Radiologen durchgeführt haben, habe ich Sie ja auch eingeladen, Ihr Ernährungskonzept persönlich den etwa 1000 Herzspezialisten zu erläutern. Es war ein großer Erfolg. Wir Ärzte haben alle gespannt zugehört und einiges über gesundes Kochen gelernt.

Lieber Prof. Silber, vielen Dank für das informative Gespräch.

Die Omega-Fettsäuren

Ihr Stellenwert für unsere Gesundheit

Omega-Fettsäuren sind nichts anderes als ungesättigte Fettsäuren (siehe Seite 13–14). Es gibt sie in vielen unterschiedlichen Formen. Die ungesättigten Fettsäuren, die in der Natur vorkommen, werden entweder nach ihrem Aufbau in Omega-3, Omega-6 und Omega-9 eingeteilt oder nach der Zahl ihrer Doppelbindungen als einfach, doppelt oder mehrfach ungesättigt bezeichnet. Es hat sich gezeigt, dass beide Einteilungen sinnvoll sind, um die verschiedenen biologischen Wirkungen der Fettsäuren zu verdeutlichen. Die Zahl hinter dem Omega sagt dabei, wie weit hinten in der Fettsäurekette die letzte Doppelbindung liegt. Das ist nämlich nicht nur für Chemiker interessant, sondern für unser aller Gesundheit von Bedeutung.

Omega-9

Die häufigste Omega-9-Fettsäure ist die Ölsäure. Sie ist einfach ungesättigt und kommt in fast allen natürlichen Ölen und Fetten aus Tieren und Pflanzen vor. Wir haben daran in unserer Ernährung keinen Mangel. Der Körper kann sie sogar aus einer gesättigten Fettsäure selbst herstellen, weil die Menschen natürlicherweise über ein Enzym verfügen, das eine Doppelbindung an der Position 9 einfügen kann. Enzyme sind ungeheure Spezialisten, die für alle biochemischen Vorgänge im Körper verantwortlich sind. Fehlt uns ein bestimmtes Enzym, dann kann dessen Spezialaufgabe meistens nicht von anderen erledigt werden. Das führt bald zu Mangelerscheinungen. Ähnlich ist es bei den Omega-6- und den Omega-3-Fettsäuren. Die Enzyme, die die Doppelbindung an der Position 6 oder 3 einfügen könnten, besitzen wir nämlich nicht. Da wir diese Fettsäuren aber in unserem Stoffwechsel brauchen, müssen wir sie mit dem Essen zu uns nehmen.

Omega-6

Unsere wichtigste Omega-6-Fettsäure ist die doppelt ungesättigte Linolsäure. Der Name kommt vom lateinischen »linum« für Lein oder Flachs und »oleum« für Öl, weil man sie in diesen Samen zunächst entdeckt hatte. Sie ist ein essenzieller Nährstoff, den wir mit der Nahrung aufnehmen müssen. Im menschlichen Körper spielt sie eine wichtige Rolle in der Haut, wo sie als

Wasserbarriere in der Oberhaut dafür sorgt, dass diese nicht zu sehr austrocknet. Außerdem wandelt der Körper die Linolsäure zu mehreren Stoffen um, die Bestandteile von Zellmembranen sind und auch Signalgeber für die Steuerung von Entzündungsreaktionen. Die Arachidonsäure beispielsweise ist ein Umbauprodukt aus der Linolsäure. Sie ist zuständig dafür, dass in der Immunabwehr Entzündungsreaktionen in Gang kommen, mit denen Eindringlinge oder Giftstoffe aus dem Körper hinausbefördert werden.

Auch um die Versorgung mit Linolsäure brauchen wir uns nicht weiter zu kümmern. Sie ist in ausreichenden Mengen in unserer normalen Nahrung enthalten, vor allem in Pflanzenölen. Besonders hohe Linolsäureanteile haben das Distelöl mit 74 Prozent und das Sonnenblumenöl mit 61 Prozent. Relativ wenig Linolsäure enthält hingegen das Olivenöl mit nur rund 9 Prozent (siehe Grafik Seite 15). Säuglinge bekommen Omega-6-Säuren automatisch mit der Muttermilch.

Ganz und gar nicht selbstverständlich in unserer Ernährung sind aber die Omega-3-Fettsäuren. Sie machen sich ziemlich rar.

Die Stars: Omega-3

Allen tierischen Zellen, also auch den menschlichen, fehlen die Enzyme, um Omega-3-Fettsäuren herzustellen. Diese haben alle relativ lange Fettsäureketten und sind mehrfach ungesättigt. Drei davon sind für uns wichtig:

◆ die dreifach ungesättigte alpha-Linolensäure,
◆ die fünffach ungesättigte Eicosapentaensäure, kurz EPA,
◆ und die sechsfach ungesättigte Docosahexaensäure DHA.

EPA und DHA kommen im Fett von Fischen vor, alpha-Linolensäure in manchen Pflanzensamen wie den Leinsamen. Die alpha-Linolensäure kann der menschliche Stoffwechsel in der Regel zu EPA und DHA umbauen, nur Säuglinge haben diese Fähigkeit noch nicht.

EPA ist ein wichtiger Baustein in Zellmembranen. Sie hilft bei der Produktion von Gewebshormonen und hemmt die Bildung der entzündungsfördernden Arachidonsäure aus Linolsäure, wirkt Entzündungen also entgegen.

DHA ist ebenso für Zellmembranen von Bedeutung und steuert dort die Signalübertragung aus der Zelle heraus und hinein. Sie sorgt auch dafür, dass die Membran fest genug ist, um die Zelle zusammenzuhalten, aber auch flexibel genug, damit die Zelle arbeiten kann. Besonders viel DHA enthalten die Stäbchen in der Netzhaut unseres Auges, mit denen wir auch in der Nacht und in der Dämmerung etwas erkennen können. Auch die Membran von Nervenzellen besteht aus vielen DHA, an denen entlang die elektrische Reizleitung verläuft. Daher ist DHA auch wichtig, damit sich unser Gehirn entwickeln und gut funktionieren kann.

Durch ihre zentrale Rolle in fast allen Körpergeweben und Organen helfen die Omega-3-Fettsäuren mit, unsere Gesundheit zu erhalten. Bekommt der Körper jedoch zu wenig davon, tritt nach und nach ein Mangel auf, der zu den verschiedensten Gesundheitsproblemen führen kann.

Gesunde Steinzeitnahrung

In der Nahrung der Steinzeitmenschen war das Verhältnis zwischen Omega-3 und Omega-6 ungefähr ausgeglichen. Die Jäger und Sammler aßen vor allem Fleisch und Früchte aus der Natur. Später, als die Menschen sesshaft wurden, stellten sie aus dem, was die Natur und der landwirtschaftliche Anbau hergaben, erste Nahrungsmittel her. An der Fettsäureversorgung änderte sich dadurch noch nichts Wesentliches.

Doch mit Beginn des industriellen Zeitalters wurden die Grundnahrungsmittel mehr und mehr verarbeitet und verfeinert. Der Anteil an Lebensmitteln aus einfachen Kohlenhydraten (Weißmehl) und aus tierischen Fetten stieg, was mehr Menschen ernährte, aber leider immer schlechter. Der Omega-6-Gehalt in den Lebensmitteln nahm mehr und mehr gegenüber dem Omega-3-Gehalt zu. Auch die moderne Viehhaltung hat dazu beigetragen, dass weniger Omega-3 im Fleisch und in der Milch ist, denn die heute übliche Kraftnahrung von Rindern basiert auf Getreide, das deutlich weniger Omega-3 enthält als das Gras und die Kräuter auf der Wiese. So wurde aus dem früheren 1:1-Verhältnis von Omega-6 zu Omega-3 bis heute ein 30:1-Verhältnis. Und das hat Auswirkungen auf unsere Gesundheit. Um sie zu schützen, empfiehlt die Deutsche Gesellschaft für Ernährung, dass das Verhältnis höchstens 5:1 betragen soll.

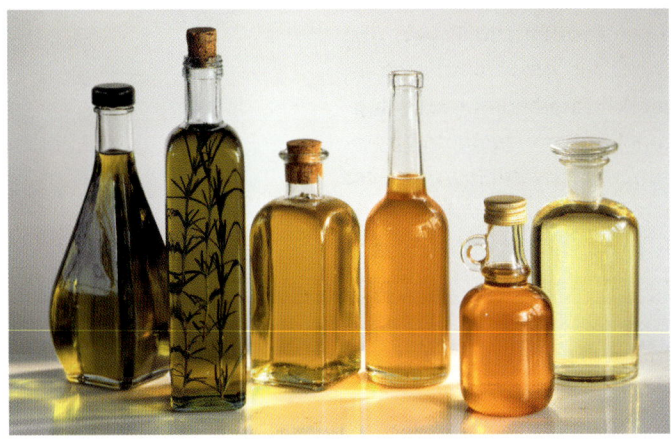

Fast alle Nüsse und Kerne von Pflanzen enthalten Öle. Sie unterscheiden sich in ihren Fettsäuren.

Konkurrenz um zwei Enzyme

Doch was ist daran so ungesund? Das gute Omega-3 ist nur halb so viel wert, wenn wir zu viel Omega-6 zu uns nehmen, denn die Verwertung von Omega-3 wird durch eine große Menge an Omega-6 behindert. Und das kommt daher, dass der Körper dieselben zwei Enzyme braucht, um die essenziellen Fettsäuren verwerten zu können. Einerseits machen diese Enzyme aus der essenziellen alpha-Linolensäure (Omega-3) das lebensnotwendige DHA, andererseits bauen sie parallel aber auch die andere essenzielle Fettsäure, nämlich die Linolsäure (Omega-6), in ihre Produkte um. Da aber nicht endlos viele Enzyme mit dieser Fähigkeit im menschlichen Körper vorhanden sind, streiten die beiden essenziellen Fettsäuren um die vorhandenen Enzyme, die sie verwerten können. Omega-6 macht also Omega-3 ziemlich Konkurrenz.

Deswegen ist es nicht nur gesund, viel Omega-3 zu sich zu nehmen, sondern man sollte auch den Omega-6-Anteil senken. Das geht, wenn man beim Einkaufen ein paar Dinge beachtet. So haben Fleisch und Milch von Weidetieren ein günstigeres Verhältnis als das von reinen Stalltieren. Und die verschiedenen Pflanzenöle haben unterschiedliche Omega-3/Omega-6-Verhältnisse: Während Leinöl mehr Omega-3- als Omega-6-Fettsäuren enthält, ist das bei fast allen anderen heimischen Speiseölen umgekehrt. Bei Rapsöl ist das Verhältnis immerhin 2:1 und bei Hanföl 3:1. Aber dann wird es heikel: Maiskeimöl etwa enthält 50-mal mehr Omega-6 als Omega-3, Sonnenblumenöl 120-mal mehr und Distelöl sogar 150-mal mehr (siehe Grafik Seite 15). Und das könnte auf die Dauer der Gesundheit nicht bekommen.

Omega-3 hält gesund

Noch vor wenigen Jahrzehnten war die Ernährung der Menschen in den Mittelmeerländern sehr gesund. Sie aßen viel Fisch aus frischem Meeresfang und Meeresfrüchte, dazu Gemüse, das Nahrungsfette binden kann, viel Obst, und sie tranken regelmäßig ein Glas Rotwein. Das alles ist sehr gut für Herz, Kreislauf und Stoffwechsel. Noch immer sind in den südeuropäischen Ländern die Herz-Kreislauf-Erkrankungen seltener als bei uns. Doch auch die Menschen in Italien oder Spanien sind bequem und essen immer mehr Fertigprodukte und immer weniger frisch Gekochtes. Seither ist es bei vielen vorbei mit der eigentlich so gesunden mediterranen Kost.

Gleiches ist in Japan zu beobachten, wo die traditionelle Sushi- und Sashimi-Küche rohen Fisch und Seealgen verwendet, beide sehr reich an Omega-3, wenn es sich um wilden Fang handelt. Krankheiten wie Schuppenflechte oder Diabetes Typ 1 kannte man im alten Japan nicht. Noch immer liegt die Herzinfarktrate in Japan deutlich unter der in Mitteleuropa. Aber immer weniger Japaner ernähren sich noch auf die traditionelle Art. Auch die Inuit in Grönland kannten keinen Herzinfarkt, solange sie sich hauptsächlich von Fisch und Robben ernährten, solange sie keine Fritteuse hatten und keinen hochprozentigen Alkohol. Alles weitgehend vorbei.

International vermarktete Lebensmittelprodukte haben den ganzen Globus erobert und die Ernährung vieler Menschen weltweit verändert – nicht immer zu ihrem gesundheitlichen Vorteil. Es schwanden dadurch nicht nur die Omega-3-Fettsäuren aus der Nahrung, aber der heute weit verbreitete Mangel an Omega-3 trägt seinen Teil zu vielen Zivilisationskrankheiten bei.

Herz und Kreislauf

In vielen wissenschaftlichen Studien haben Mediziner die Omega-3-Fettsäurewerte von Patienten, die unter Herz-Kreislauf-Erkrankungen litten, verglichen mit denen von Gesunden. Sie erforschten die genauen Wirkungen der Omega-3-Produkte im Blutgefäßsystem und haben eine ganze Reihe von gesundheitsfördernden Wirkungen der Omega-3 gefunden und von gesundheitsverschlechternden Wirkungen bei Omega-3-Mangel:

Omega-3 kann zunächst die Fließeigenschaft des Blutes verbessern. Die Blutplättchen verklumpen weniger, und das Risiko einer gefährlichen Thrombose, also einer Verstopfung eines Blutgefäßes, nimmt ab. Dadurch können Schlaganfälle verhindert werden, die durch Blutgerinnsel im Gehirn entstehen. Auch die besorgniserregenden Plaques, die sich über die Jahre innen an den Wänden der Blutgefäße bilden und – wenn sie in den Herzkranzgefäßen auftreten – einen Herzinfarkt verursachen können, werden durch Omega-3 positiv beeinflusst. Die Plaques wachsen langsamer und werden durch die entzündungshemmende Wirkung der Omega-3-Produkte »beruhigt« und weniger gefährlich. So verlangsamen Omega-3-Fettsäuren altersbedingte Veränderungen in den Herzkranzgefäßen. Schließlich wirkt sich Omega-3 auch vorbeugend auf Herzrhythmusstörungen aus. Daher empfiehlt die Deutsche Gesellschaft für Kardiologie, jeden Tag ein Gramm Omega-3-Fettsäuren zu sich zu nehmen, um einem Herzinfarkt vorzubeugen.

Gehirn und Nerven

Durch die besondere Rolle, die Omega-3-Fettsäuren in den Membranen der Nervenzellen spielen, haben sie auch einen Einfluss auf neurologische Störungen bis hin zu psychiatrischen Erkrankungen. Schon im Mutterleib werden das Wachstum der Nervenzellen und die Entwicklung des Gehirns des heranwachsenden Kindes durch eine ausreichende Menge an Omega-3 gefördert. Die Mutter kann mit ihrer Ernährung auch im Hinblick auf Omega-3 dazu beitragen, dass die Entwicklung ihres Kindes optimal verläuft. Sogar nach der Geburt kann sie ihrem Kind damit Gutes tun, denn die Fettzusammensetzung der Muttermilch hängt davon ab, welche Fettsäuren die Stillende mit der Nahrung zu sich nimmt.

Omega-3-Fettsäuren können auch die Menge des Gehirnbotenstoffs Dopamin erhöhen. Dieser beeinflusst sowohl unsere Stimmung als auch unsere Aktivität. So hat man bei Kindern und Erwachsenen mit dem immer häufiger diagnostizierten Aufmerksamkeitsdefizit-Syndrom ADHS niedrigere Omega-3-Spiegel gefunden. Wahrscheinlich senken ausreichend Omega-3-Fettsäuren in der Nahrung auch die Ausprägung von Depressionen und von sogenannten bipolaren Störungen, bei denen sich depressive Phasen und Phasen realitätsferner Selbstüberschätzung abwechseln. Auch bei psychotischen Krankheiten wie Schizophrenie ist eine zu geringe Omega-3-Aufnahme möglicherweise an der Krankheitsentstehung beteiligt.

Deutlich ist in vielen Studien geworden, dass die Ausbildung von Hirnleistungsstörungen wie Demenz oder Alzheimer durch eine gesunde Ernährung verlangsamt werden kann. So hat man in einer Studie ein geringeres Alzheimerrisiko bei Menschen gefunden, die viele mehrfach ungesättigte Fettsäuren und viel Vitamin E zu sich nahmen. Wahrscheinlich sorgt eine ausreichende Versorgung der Nervenzellen mit Omega-3 dafür, dass diese ihre Arbeit länger ordentlich verrichten können – nicht nur im Gehirn, sondern auch im peripheren Nervensystem. Möglicherweise helfen Omega-3-Fettsäuren auch, eine degenerative Erkrankung im Auge zu verhindern, die sogenannte altersbedingte Makuladegeneration, bei der die Netzhaut langsam zugrunde geht und der Mensch daran erblindet.

Immunsystem

Das Immunsystem ist ein hochkomplexes und fein reguliertes System, das uns vor Krankheitserregern schützt, aber auch krankhafte Prozesse im Körper verhindern kann, zum Beispiel das Wachstum von Krebszellen. Es beinhaltet Hunderte verschiedener Stoffe und spezialisierter Zellen, die alle fein austariert miteinander kommunizieren müssen, damit das System in einem gesunden Gleichgewicht bleibt. Manchmal ist das Immunsystem aber auch selbst Auslöser von Krankheiten, zum Beispiel bei Allergien, die durch eine Überreaktion des Immunsystems zustande kommen, und bei sogenannten Autoimmunkrankheiten, bei denen das Immunsystem gegen Teile des eigenen Körpers vorgeht. Eine wichtige Rolle bei solchen Immunprozessen spielen Stoffe, die Entzündungsreaktionen fördern oder bremsen können. Wir brauchen diese Signalstoffe im richtigen Verhältnis, damit einerseits Entzündungen in Gang kommen können, damit sie andererseits aber auch nicht ausarten und selbst zum Problem werden.

Omega-3-Fettsäuren und ihre Umbauprodukte im Körper können Entzündungen hemmen – direkt oder indirekt, indem sie entzündungsfördernde Stoffe vermindern. Dadurch können sie wahrscheinlich Entzündungsreaktionen bremsen, die zu Krankheiten wie rheumatoider Arthritis führen oder zu chronisch entzündlichen Darmerkrankungen wie Morbus Crohn und Colitis ulcerosa. Bei Säuglingen kann mehr Omega 3 in der Muttermilch die Entwicklung von Allergien und Neurodermitis reduzieren, auch allergisches Asthma kommt dann seltener vor. Findet sich dagegen mehr Omega-6 in der Muttermilch, der Immun-Gegenspieler von Omega-3, dann hatten die Kinder Studien zufolge ein höheres Risiko, eine Neurodermitis zu entwickeln.

Omega-3-Fettsäuren in Fisch und Fleisch

Um unsere zivilisationsbedingte Omega-3-Versorgungslücke zu schließen, gibt es nicht mehr allzu viele Quellen. Selbst Fische enthalten immer weniger Omega-3-Fettsäuren, weil sie immer seltener aus dem Wildfang und immer öfter aus Zuchten stammen. Der Gehalt an Omega-3 hängt nämlich von der Fischart und von der Ernährung der Fische ab. Die Omega-3-Fettsäuren im Fisch stammen ursprünglich aus dem Plankton, das die Fische fressen. Oder der Fisch frisst kleinere Fische, die Plankton gefressen haben, und bekommt so sein Omega-3. Das Plankton steht also am Anfang der Omega-3-Nahrungskette im Meer. Deswegen ist Omega-3 in der Wildfangware beim Fisch reichlich vorhanden. Es gibt vier Speisefische, die Omega-3 hochdosiert speichern können: Am meisten hat die Makrele mit 2,2 Gramm Omega-3-Fettsäuren pro 100 Gramm Fisch, dann kommen Hering und Thunfisch mit etwa 2 Gramm und der Lachs mit 1,1 Gramm Omega-3. Eine Forelle enthält nur 0,75 Gramm pro 100 Gramm.

Je mehr Speisefische aber aus Fischzuchten stammen, desto geringer ist ihr Omega-3-Gehalt, weil es dort – abhängig von der Nahrung – weniger Plankton gibt. Außerdem bewegen sich die Fische in Zuchten weniger. Dadurch gelangt auch weniger Omega-3 in die Muskulatur.

Fischölkapseln – keine gute Alternative

Ersatzweise werden seit einigen Jahren Fischölkapseln angeboten, in denen DHA und EPA konzentriert wurden. Viele Menschen kaufen sie, weil sie sich gesundheitliche Vorteile davon versprechen. Oder sie wählen Lebensmittel, die mit Omega-3-Fischsäuren angereichert sind. Allerdings ist wissenschaftlich nicht bewiesen, dass solche funktionellen Lebensmittel oder die Einnahme von Fischölkapseln vor Herz-Kreislauf-Erkrankungen schützen. Bei zu hoher Dosierung kann sogar die Blutgerinnung behindert werden, es kam teilweise zu Übelkeit und zu Problemen bei der medikamentösen Einstellung von Diabetikern. Zudem hat man einen erhöhten Cholesterinspiegel und eine Beeinträchtigung der Immunabwehr besonders bei älteren Menschen festgestellt – also das Gegenteil dessen, was beabsichtigt wurde.

Deswegen empfiehlt das Bundesinstitut für Risikobewertung die Festsetzung von Höchstmengen an Omega-3 aus Fisch- oder Algenöl, die Lebensmitteln künstlich zugesetzt werden dürfen. Und auch die amerikanische Gesundheitsbehörde FDA warnt vor zu hohen Dosen von EPA und DHA.

Wenn man Omega-3 jedoch aus natürlichen Quellen aufnimmt, kann man es gar nicht überdosieren. In Österreich verkaufen jetzt sogar einige Apotheken einen kalt geräucherten Eismeer-Saibling zur Omega-3-Ergänzung – auf jeden Fall eine bessere Alternative als Kapseln.

Almkühe sind besser als Stallkühe

Doch nicht nur Fische enthalten Omega-3, auch das Fleisch und die Milch von Landtieren. Je natürlicher diese sich ernähren können, desto mehr. Man kann davon ausgehen, dass ein Almkäse aus der Milch von Almkühen mehr Omega-3 beinhaltet als ein Industriekäse. Tatsächlich haben Almkühe eine sehr Omega-3-reiche Milch. Dabei hat man im Gras von stark gedüngten Weiden weniger Omega-3 gefunden als auf ungedüngten Wiesen, wo bis zu 60 Prozent Omega-3 im Fettanteil der Gräser und Kräuter steckt. Und dass Biofleisch von Tieren, die draußen weiden durften, mehr Omega-3 enthält als Fleisch von schnell gewachsenem Mastvieh, ist damit schnell erklärt.

Omega-3-Fettsäuren in Pflanzen und Pflanzenölen

Während Omega-3-Fettsäuren bei Tieren und bei einigen Meeresalgen in Form von DHA und EPA vorkommen, findet sich in Landpflanzen die Vorstufe davon, die alpha-Linolensäure. Sie wird im Körper zu den anderen beiden Fettsäuren umgebaut, und was er davon nicht benötigt, dient als Energieträger und wird abgebaut. Die Fischsäuren sind leichter vom Körper aufzunehmen als die pflanzlichen, doch gesund sind beide.

Alpha-Linolensäure findet sich in allen grünen Pflanzenblättern, im Gras genauso wie im Salat. Allerdings wegen des sehr geringen Fettanteils natürlich in ganz geringer Menge. Nur der fast vergessene Portulak, den man als Salat zubereiten kann, hat einen etwas größeren Omega-3-Gehalt. Pflanzen speichern Fette aber in ihren Samen, um dem Keimling für die Zeit des Keimens eine Energiereserve mitzugeben. Dementsprechend stecken in Nüssen und Kernen von vielen Bäumen, Sträuchern und Krautpflanzen auch viele Fette, je nach Pflanzenart mit unterschiedlicher Zusammensetzung der Fettsäuren. Fast alle lassen sich auch zur Ölgewinnung nutzen. Hohe Anteile an Omega-3 haben die Samen des mexikanischen Salbeis Chia mit 64 Prozent Omega-3 im Fettanteil, Leinsamen und Leinöl mit 50 Prozent, Hanf- und Walnussöl mit durchschnittlich 15 Prozent und Raps- und Sojaöl mit etwas unter 10 Prozent. Die Omega-3-Fettsäuren sind im Leinsamen ebenso enthalten wie im daraus gepressten Öl, aber im Öl kann sie der Körper besser verwerten als in den schwer verdaulichen Samen.

So viel Omega-3-Fettsäuren enthalten unsere Lebensmittel	
Lebensmittel	Omega-3-Gehalt in g je 100 g (Durchschnitt)
Makrele	2,2
Hering	2,03
Lachs	1,12
Forelle	0,75
Eier	0,38
Wildkaninchen	0,19
Rindfleisch	0,17
Miesmuscheln	0,16
Milch	0,04
Portulak	0,04
Hähnchenbrustfilet	0,009

Datenquelle: DEBInet

35

Leinöl: unschlagbar im Omega-3-Gehalt

Alte Kulturpflanze mit wertvollem Öl

Der Lein ist eine der ältesten Kulturpflanzen der Welt. Neben Gerste, Weizen, Linsen und Erbsen zählte er schon in der Jungsteinzeit zu den frühesten Agrarpflanzen der Menschen. Sein botanischer Name *Linum usitatissimum*, überaus nützlicher Lein, lässt auf seine vielfältige Verwendung schließen. Die Wildpflanze mit den kleinen blauen Blüten stammt wahrscheinlich aus dem Nahen Osten und Nordafrika und wurde von den Sumerern, den Ägyptern, Phöniziern und Griechen angebaut, um die Flachsfasern für die Herstellung von Leinen und die Samen für die Ernährung zu nutzen. Viel später kamen technische Verwendungen dazu: Aus dem Öl machte man Leinölfirnis, Leinölfarben und Linoleum.

Heute wächst der Lein von den Subtropen bis jenseits des Polarkreises. In Deutschland liegen die traditionellen Anbaugebiete in der Lausitz, im Erzgebirge, in Thüringen und im Spreewald. Fuhr man dort zur Blütezeit des Leins aufs Land, war man umgeben von blau wogenden Feldern, daher kommt sehr wahrscheinlich die Redewendung »ins Blaue fahren«.

Nur wenige kennen Leinöl

Noch Anfang des 20. Jahrhunderts war das dunkelgelbe Öl sehr gebräuchlich, obwohl es schnell ranzig und bitter schmeckt, wenn es zu lange und nicht optimal gelagert wird. Der bittere Geschmack kommt durch die Oxidation eines kleinen Eiweißstoffs im Öl zustande, die durch Licht und Sauerstoff beschleunigt wird. Viele kennen nur bitteres Leinöl und glauben, so schmecke es typisch. Welch ein Missverständnis, denn frisches Leinöl schmeckt gar nicht bitter, sondern leicht nussig und hat eine dezent hanfige Note. Leider ist Leinöl inzwischen etwas aus der Mode gekommen. Bei uns wird es kaum mehr angebaut, dafür in großem Umfang in Kanada, dem größten Leinexporteur der Welt. Und in unseren Küchen führt es ein Schattendasein. Nur wenige kaufen es in Bioläden und Reformhäusern, beim Direktvertrieb von Ölmühlen oder von Spezialanbietern im Internet. Das ist schade, denn Leinöl ist mit das gesündeste Öl, das wir kennen.

Was in den Samen steckt

In der gut erbsengroßen Samenkapsel der ungefähr 60 Zentimeter hohen Leinpflanze stecken sechs bis zehn Leinsamen, die nach dem Mähen herausgedroschen werden. Je mehr Wasser die Leinpflanze während ihres Wachstums bekommt und je kühler das Wetter zur Reifezeit ist, desto mehr ungesättigte Fettsäuren enthält das später daraus hergestellte Öl. Die Fettsäuren des Leinöls, nicht zu verwechseln mit dem ähnlich klingenden Leindotteröl, bestehen zu mehr als 50 Prozent aus der Omega-3-Fettsäure alpha-Linolensäure. Dabei schwankt der Omega-3-Gehalt je nach Qualität der Samen und nach angewendetem Pressverfahren zwischen 52 und 71 Prozent. Außerdem sind in dem Öl noch zu größeren Anteilen Linolsäure (Omega-6, rund 14 Prozent) und die Ölsäure (Omega-9, rund 18 Prozent) enthalten. Den etwa 10-prozentigen Rest teilen sich die beiden gesättigten Fettsäuren Palmitin- und Stearinsäure.

Zudem steckt in Leinöl relativ viel Vitamin E, das als Antioxidans vor freien Radikalen schützt. Auch sekundäre Pflanzenstoffe sind nach einer schonenden Kaltpressung im Öl, darunter die den Ballststoffen ähnlichen Lignane, die möglicherweise vor hormonabhängigen Krebserkrankungen schützen.

Wie das Öl aus den Leinsamen kommt

Will man Leinöl als Lebensmittel und für pharmazeutische Salben gewinnen, presst man es kalt aus der Saat mit Schneckenpressen. Alle anderen üblichen Verfahren zur Ölgewinnung, also die Heißpressung, die Extraktion mit Lösungsmitteln und die Raffination, werden bei Leinsamen nur angewendet, wenn das Öl als Grundlage für die Farbenherstellung oder für andere technische Zwecke gebraucht wird. Auch wenn die Kaltpressung das schonendste Pressverfahren ist, wird Leinöl als Lebensmittel in sehr unterschiedlicher Qualität angeboten, die je nach Art des Anbaus, der Pressung und der weiteren Handhabung schwankt. Am besten, man probiert aus, welches Öl einem besonders schmeckt. Wichtig ist dabei aber immer, dass das Öl frisch ist, denn Leinöl beginnt je nach Lagerung nach drei Monaten oder auch schon nach drei Wochen zu oxidieren und schmeckt dann bitter und ranzig.

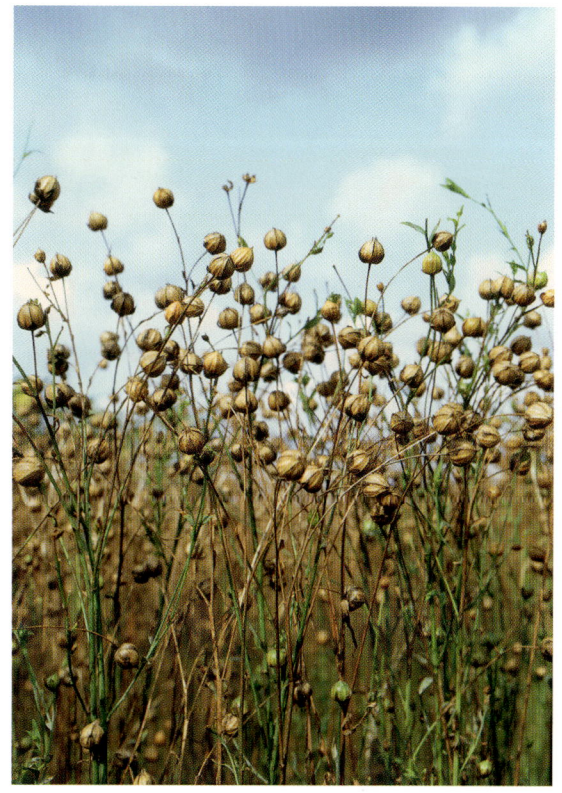

Auch wenn die Leinsaat eher unscheinbar aussieht, die Samen sind in ihrem Omega-3-Gehalt einzigartig.

Dr. Johanna Budwig – war sie ihrer Zeit voraus?

Johanna Budwig wird vor dem Ersten Weltkrieg, zur Zeit Kaiser Wilhelms II., im Jahr 1908 geboren. Als Halbwaise wächst sie im Waisenhaus der Diakonissenanstalt Kaiserswerth in Düsseldorf auf. Christlich erzogen, entschließt sie sich nach dem Abitur, Diakonisse zu werden. Es war die Zeit der Weimarer Republik. Nachdem auch Frauen zum regulären Studium zugelassen wurden, studiert sie Pharmazie – zuerst in Königsberg, später in Münster. In den Dreißigerjahren interessiert sie sich für die Fette in unserer Nahrung. Sie wird 1934 in Chemie promoviert. Im Zweiten Weltkrieg kehrt sie nach Kaiserswerth zurück und leitet die Anstaltsapotheke. Nach dem Krieg forscht sie am Bundesinstitut für Fettforschung in Münster. Später beruft das staatliche Gesundheitsamt sie als Obergutachterin für Arzneimittel und Fette.

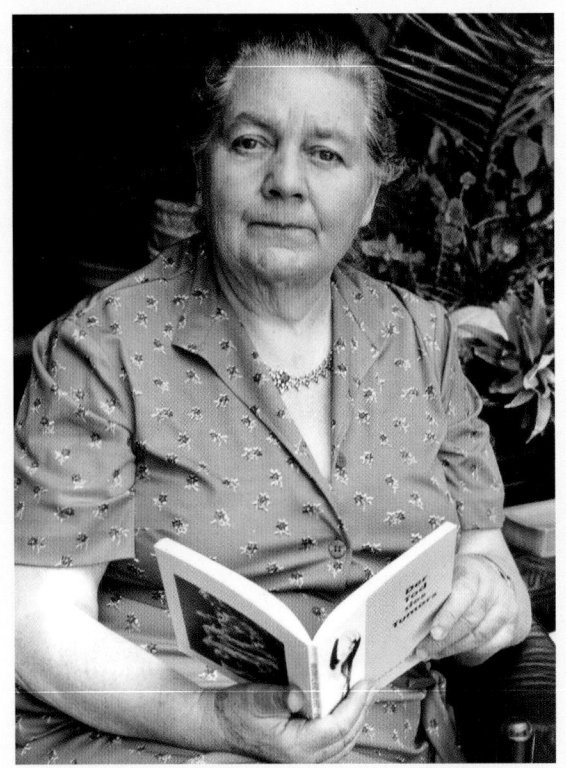

Wissenschaftlich aktiv bis ins hohe Alter: Noch mit über 90 Jahren schreibt Dr. Johanna Budwig Bücher und hält Vorträge zum Thema Omega-3-Fettsäuren.

Thesen zu gesunden und ungesunden Fetten

Sie entwickelt ein Analyseverfahren, um Fette und deren Fettsäuremuster zu identifizieren, und isoliert die alpha-Linolensäure aus Leinöl: »Das Leinöl zeichnet sich durch eine Fettsäure aus, die in Fetten sonst kaum vorkommt, wohl dagegen im biologischen Material sowie in Organextrakten (…). Dies ist die dreifach ungesättigte, sehr elektronenreiche alpha-Linolensäure.« In Margarine findet sie Transfettsäuren und weist in Tierversuchen deren schädliche Wirkung nach. Damit vertritt sie die These, dass chemische Verarbeitungsprozesse zu »ungünstigen, ja schädlichen Verbindungen« führen können. Die Industrie reagiert mit Kritik und zweifelt ihre Methodik an. Gegenüber der etablierten Pharmazie und Medizin vertritt sie jedoch unermüdlich ihre These von den gesundheitsschädlichen verarbeiteten Fetten, wie etwa den Transfetten.

Die Idee der Öl-Eiweiß-Kost

Sie plädiert für eine Naturbelassenheit der Öle und entwickelt um 1950 auf Basis des Leinöls die Öl-Eiweiß-Kost. Diese besteht aus Leinsamen, Leinöl, Quark und Hüttenkäse, dazu Gemüse, Sauerkraut, Obst und Nüsse. Fleisch, Fisch, Butter, Nudeln und Zucker sind dagegen verboten. Sie möchte damit Zivilisationskrankheiten wie Krebs heilen und beruft sich auf den Medizin-Nobelpreisträger Otto Warburg und seine Hypothese über die Ursachen von Dickdarmkrebs. Laut Johanna Budwig hat das Gemisch von schwefelhaltigen Proteinen und mehrfach ungesättigten Fettsäuren Auswirkungen auf die Zellatmung des Tumorgewebes. Um diese Thesen zu sichern, beginnt die Apothekerin, Chemikerin und Physikerin Mitte der Fünfzigerjahre auch noch ein Medizinstudium. Sie wird für ihre wissenschaftlichen Arbeiten mehrfach für den Nobelpreis vorgeschlagen.

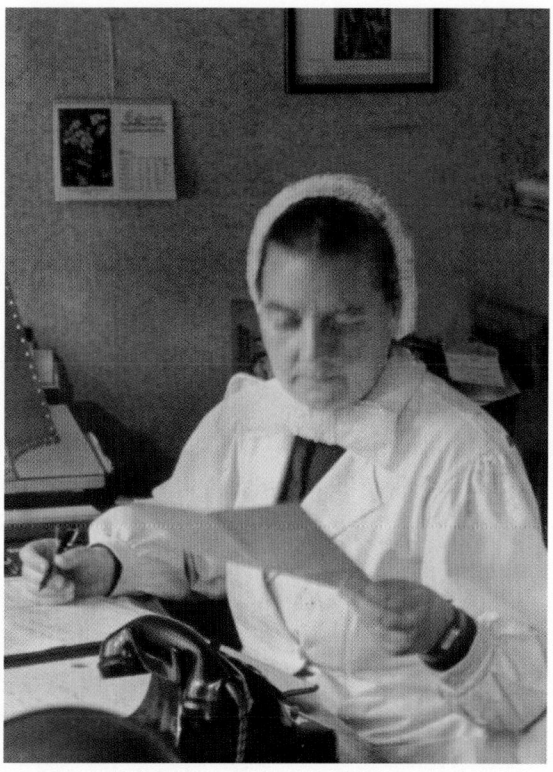

Johanna Budwig im Jahr 1948 bei ihrer Arbeit als Leiterin einer Apotheke in Kaiserswerth.

Die Erfinderin und Heilpraktikerin

Mit ihren wissenschaftlichen Erkenntnissen löst Johanna Budwig viele Kontroversen aus und muss schließlich das Institut verlassen. Sie schreibt Bücher wie »Das Fettsyndrom« und »Fette als wahre Hilfe« und macht eine Ausbildung zur Heilpraktikerin. Sie entwickelt ein spezielles Pressverfahren für Leinöl, bei dem ausgewählte Leinsaaten in einem schonenden Verfahren kalt gepresst werden, unter Ausschluss von Licht, Wärme und Sauerstoff. Ihre Diät findet viele Anhänger, gerät aber schließlich in Vergessenheit. Noch im hohen Alter hält sie Vorträge. Als sie 95 Jahre alt ist, wird sie in der Nacht in ihrem Haus überfallen und stirbt an den Folgen ihrer Verletzungen. Ihr Wunsch, eine Stiftung zur Erforschung auf dem Gebiet der Fette zu schaffen, wurde mit Gründung der Dr. Johanna Budwig Stiftung erfüllt. Deren Arbeit basiert auf den Erkenntnissen der leidenschaftlichen Wissenschaftlerin.

Besonders sorgsam geht man nach dem Budwig-Pressverfahren mit dem wertvollen Öl um. Die Leinsamen stammen hier von zertifizierten Leinbauern aus biologischem Anbau. Sie werden sehr schonend ohne Erwärmen oder gar Rösten bei niedrigem Druck gepresst und nur bis zu einem Grad von 50 Prozent. Bestandteile des Samens, die die Qualität des Öls mindern würden (in den restlichen 50 Prozent enthalten), bleiben so im Presskuchen zurück. Während der Pressung werden Licht und Sauerstoff möglichst ausgeschlossen, sodass keine Gefahr besteht, dass das Öl schon gleich zu oxidieren beginnt. Anschließend wird es in geschwärzte, lichtundurchlässige Flaschen gefüllt und kühl gelagert, damit es möglichst lange hält.

Das Vitalöl Omega-3-6-9

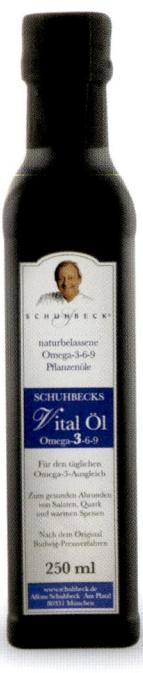

Für das Vitalöl wurde das original Dr. Budwigs Omega-Leinöl verwendet und geschmacklich mit Arganöl und Traubenkernöl abgerundet.

Weil es bei Leinöl mit seiner kurzen Haltbarkeit so sehr auf Frische und Qualität ankommt, ist ein Öl, das besonders schonend nach dem Budwig-Verfahren kalt gepresst wird, die Grundlage für Schuhbecks Vitalöl. Dem Öl werden in kleineren Mengen noch Arganöl und zur Abrundung etwas Traubenkernöl hinzugefügt.

Arganöl wird aus den Kernen des Arganienbaums gepresst und hat einen sehr hohen Gehalt an Antioxidanzien. Das Arganöl passt geschmacklich sehr gut zum Leinöl und macht es noch gesünder und auch etwas länger haltbar. Die Arganienbäume wachsen im Südwesten von Marokko, und nur sie liefern das Öl. Alle Versuche, den Baum andernorts anzupflanzen und Nüsse zu gewinnen, sind bisher gescheitert. Die Bäume sind zwar gewachsen, trugen aber keine Früchte. Möglicherweise bietet die Heimat der Arganie an der Grenze zweier Klimazonen zwischen dem Atlasgebirge und dem Atlantischen Ozean eine ideale ökologische Nische. Die Region wurde von der UNESCO im Jahr 1998 zum Biosphärenreservat erklärt. Die Arganienbäume wurden unter Schutz gestellt und dürfen nicht mehr gefällt werden, doch die Früchte dürfen weiterhin geerntet werden. Die Ernte ist mit viel Handarbeit verbunden, und die Ausbeute ist relativ gering. Aus 30 bis 50 Kilogramm Früchten gewinnt man nur einen Liter Öl. All das macht das Arganöl teuer, und der hohe Preis ruft leider auch zahlreiche Betrüger auf den Plan, die angebliches Arganöl verkaufen, das aber zu 95 Prozent aus Erdnussöl besteht. Im Vitalöl ist reines Arganöl von einem zertifizierten Anbieter.

Das Traubenkernöl rundet den Geschmack des Vitalöls ab. Es wird aus den Kernen von Weintrauben kalt gepresst und enthält neben einem hohen Anteil an Omega-6-Linolsäure auch das natürliche und hochwirksame Antioxidans Procyanidin. Dieser Radikalfänger kommt in keinem anderen Pflanzenöl vor und wirkt 50-mal stärker als Vitamin E.

Wie ich das Leinöl wiederentdeckte

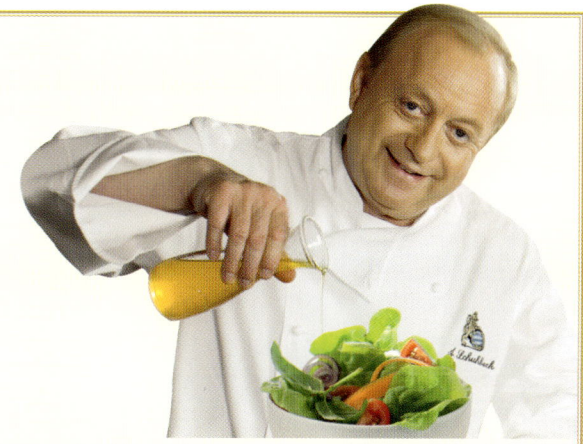

Leinöl war früher ein Armeleuteessen bei den Bauern. Meine Mutter stammt von einem Bauernhof, und da hat es immer Magerquark, Leinöl und Kartoffeln gegeben. Das Leinöl wurde über die gekochten Kartoffeln geträufelt, und dazu aßen wir einen angemachten Quark. Wir Kinder mochten das nicht besonders, aber danach hat niemand gefragt. Es war für uns etwas gewöhnungsbedürftig, dass man Leinöl essen sollte. Denn damit wurde auch der Boden poliert, und der Esel bekam es, damit er ein schönes Fell kriegt. Dass das für mich gesund sein sollte, war für mich als Kind ein bisschen schwer nachzuvollziehen.

Später habe ich mich beim Kochen immer dafür interessiert, was in den Zutaten enthalten ist und wie gesund sie sind. Was bewirken Vitamine, was bewirken Öle? Dabei habe ich gelernt, dass viele einen Mangel an Omega-3-Fettsäuren haben. Ich suchte deswegen ein gesundes Öl, mit dem man ein Salatdressing machen kann. Und als ich entdeckt habe, wie viele Omega-3-Fettsäuren im Leinöl stecken, wollte ich es wieder hof- und salonfähig machen, und das

nicht nur zu Pellkartoffeln und Quark. Ich erkundigte mich, woher man es am besten bekommt, und bin schnell bei der Dr. Johanna Budwig GmbH & Co. KG gelandet, wo das Leinöl in einem besonders schonenden Verfahren nach Dr. Johanna Budwig gepresst wird. Richtig hergestellt, ist Leinöl sehr geschmackvoll und hat einen eigenen Charakter. Es schmeckt etwas nussig und leicht saatig. Auf gar keinen Fall darf es ranzig oder bitter schmecken, dann ist es schon zu alt, und die wertvollen Fettsäuren haben schon begonnen, zu reagieren.

Heute nehme ich Leinöl fast täglich zum Frühstück. Mit 61 Jahren und einem so hohen Arbeitspensum wie meinem muss ich auch darauf achten, dass ich mich selbst gesund ernähre. Denn man kann nicht von seinem Körper ständig Leistung verlangen, ohne ihm die dafür nötigen Stoffe zu geben. So mixe ich mir morgens Magerquark mit ein bis zwei Esslöffeln Leinöl, gebe etwas Grapefruitfleisch dazu, das mit seinen Antioxidanzien die Zellen vor freien Radikalen schützt, und tue so jeden Tag etwas Gutes für mein Herz und für das Hirn.

Das Omega-3-Öl in der Küche

Vom richtigen Umgang mit Leinöl

Leinöl oder ein Vitalöl Omega-3-6-9 ist das ideale Öl für die kalte Küche und eignet sich sehr gut auch zur Verfeinerung von gegarten, warmen Speisen. Es schmeckt wunderbar in Salatsaucen, Dressings und Dips. Man kann damit ein gesundes Frühstück zubereiten, indem man ein Müsli oder eine Quarkspeise mit dem Öl mischt und ihm dadurch einen besonders feinen Geschmack gibt. Leinöl bietet auch eine gute Variationsmöglichkeit für Desserts, die auf der Basis von Quark oder Frischkäse zubereitet werden. Dabei genügen schon ein bis zwei Esslöffel Leinöl pro Tag in der einen oder anderen Mahlzeit, um sich ausreichend mit den wichtigen Omega-3-Fettsäuren zu versorgen.

Bei der Zubereitung von Leinöl-Quark-Mischungen ist es wichtig, dass man das Leinöl nicht einfach mit dem Quark verrührt, sondern es mit einem Pürierstab sehr fein untermixt. Damit wird es feiner verteilt und für die Gesundheit noch hochwertiger: Im Quark stecken schwefelhaltige Eiweißbausteine, die mit dem Öl eine stabile Verbindung eingehen. Diese schwefelhaltigen Verbindungen unterstützen die Wirksamkeit der Omega-3-Fettsäuren. Die chemischen Strukturen beider Stoffe bilden einen schützenden Komplex für die mehrfach ungesättigten Fettsäuren. So kann der Körper die Omega-3-Fettsäuren aus dem Leinöl optimal aufnehmen und verwerten (siehe Kasten rechts).

Sehr vorteilhaft ist, wenn man Omega-3-Ölen etwas geriebene Zitronenschale oder Orangenschale zugibt. Denn in deren Schale, an der Grenze zum weißen oder gelben Fleisch, steckt eine Substanz mit Namen Naringin. Man kennt ihn auch als Bitterstoff aus der Grapefruit. Naringin ist ein Antioxidans wie Vitamin E, also ein Radikalfänger, der die Zellen vor schädlichen Einflüssen schützt. Es kann auch dazu beitragen, den Blutfettspiegel zu senken und die Speicherung von Fetten in die Fettzellen hinein zu bremsen. Indem man Omega-3-Öl mit Zitrusschale oder Grapefruit kombiniert, optimiert man also zum einen den Geschmack und zum anderen die gesundheitsfördernde Wirkung der Speise.

Für die optimale Wirkung: Leinöl mit Quark

Das Beste aus Leinöl oder Schuhbecks Vitalöl können Sie herausholen, wenn Sie es mit Quark vermixen. Denn die Proteine aus dem Quark gehen mit den Omega-3-Fettsäuren des Öls eine Verbindung ein, die der Körper besonders gut aufnehmen und verwerten kann. In der Bildfolge unten sehen Sie Schritt für Schritt, wie Sie Ihren täglichen Speiseplan einfach und schnell mit dem Öl bereichern können.

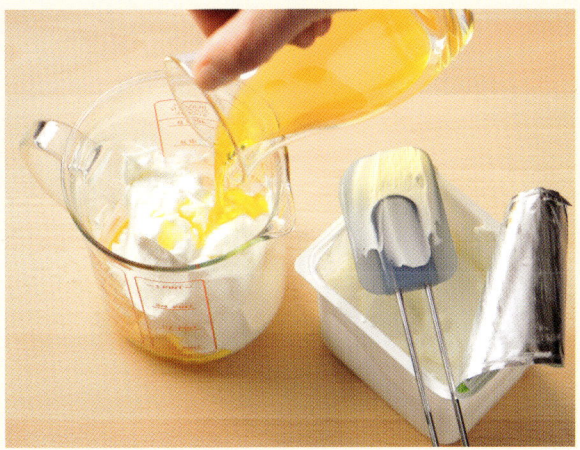

Quark oder Frischkäse zusammen mit dem Leinöl in einen hohen Mixbecher geben.

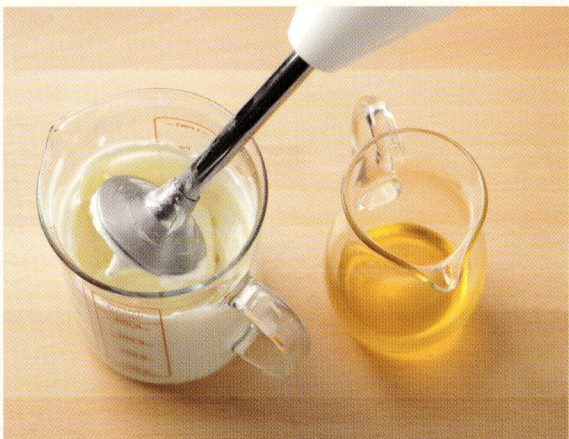

Anschließend alles mit einem Pürierstab kräftig durch-mixen, bis sich Quark und Leinöl gut verbunden haben.

So verwenden Sie Leinöl in gegarten Speisen

Wer mit Leinöl auch warme Gerichte verfeinern oder mit gesunden Fettsäuren aufwerten möchte, darf das Öl immer erst kurz vor dem Servieren zum schon fertigen Gericht geben, zum Beispiel über gedünstetes Gemüse (siehe Abbildung rechts). Das Öl verträgt weder Anbraten oder Miterhitzen noch anschließendes Warmhalten. Raffinierte Ideen für den Einsatz in warmen Hauptgerichten oder kleinen Snacks finden Sie in den Rezepten auf den Seiten 48 bis 87.

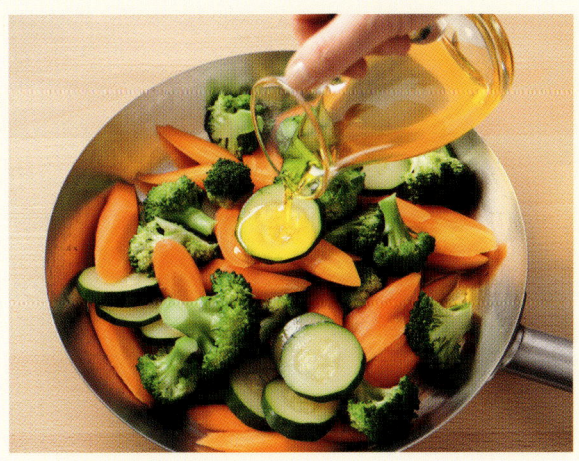

Aufbewahrung im Kühlschrank

Öle sind unterschiedlich lange haltbar. Besonders die kalt gepressten Pflanzenöle können, je nach Zusammensetzung und Aufbewahrung, nach einer gewissen Zeit ranzig (sie werden oxidiert) und ungenießbar werden. Die chemischen Oxidationsprozesse in einem Öl laufen umso schneller ab, je mehr Doppelbindungen die Fettsäuren besitzen, je höher ungesättigt sie also sind. Ist das Öl durch Erhitzen oder durch Lichteinflüsse vorgeschädigt, verdirbt es entsprechend schneller. Antioxidanzien wie Vitamin E im Öl verlangsamen dagegen den Prozess (zur Haltbarkeit von Ölen siehe Tabelle unten).

Bei den meisten in der Küche verwendeten Ölen ist die Haltbarkeit in der Praxis kaum von Bedeutung, weil man eine geöffnete Flasche meistens aufbraucht, bevor sich das Öl zersetzt. Beim Leinöl muss man hingegen

Haltbarkeit und Rauchpunkte von Speiseölen und -fetten

Ölsorte	Durchschnittliche Haltbarkeit nach Öffnung der Flasche (geeigneter Lagerort)	Durchschnittlicher Rauchpunkt °C
Die meisten raffinierten Öle	18 Monate (Raum*)	> 200 °C
Distelöl	9 Monate (Raum*)	120 °C
Kokosfett	24 Monate (kühler Raum)	250 °C
Kürbiskernöl (kalt gepresst)	12 Monate (Kühlschrank)	120 °C
Leinöl (kalt gepresst)	1 Monat (Kühlschank)	107 °C
Olivenöl (kalt gepresst)	12 Monate (Raum*)	180 °C
Palmfett	12 Monate (kühler Raum)	250 °C
Rapsöl (kalt gepresst)	12 Monate (kühler Raum)	190 °C
Sesamöl (kalt gepresst)	12 Monate (Raum*)	180 °C
Sojaöl	12 Monate (Raum*)	230 °C
Sonnenblumenöl (kalt gepresst)	9 Monate (Raum*)	120 °C
Traubenkernöl (kalt gepresst)	18 Monate (kühler Raum)	190 °C
Walnussöl (kalt gepresst)	6 Monate (Raum*)	120 °C
*Raum = 20 °C		

ein wenig aufpassen. Denn es hält sich nur für einen kurzen Zeitraum, und das auch nur, wenn es richtig aufbewahrt und gelagert wird. Leinöl sollte möglichst in geschwärzte Flaschen abgefüllt werden, um schädliches Licht fernzuhalten. Die Flaschen sollten möglichst keinen ganzen Liter fassen, sondern kleinere Gebinde sein, zum Beispiel Viertelliterflaschen. Bei der täglichen Verwendung eines Esslöffels Leinöl hält eine solche angebrochene Flasche Leinöl etwa dreieinhalb bis vier Wochen. Dabei sollte Leinöl möglichst kühl gelagert werden. Ist die Flasche erst einmal geöffnet, stellt man das Öl am besten in den Kühlschrank, wo es klar und flüssig bleibt und im Gegensatz zu beispielsweise Olivenöl auch nicht ausflockt. Leinöl auf Vorrat zu kaufen ist eher ungünstig. Besser, man leert eine Flasche innerhalb von drei bis vier Wochen – das wäre die optimale Zeitspanne – und besorgt erst dann Nachschub.

Nicht erhitzen!

Auf gar keinen Fall darf man Leinöl zum Braten verwenden, weil man dann die wertvollen Fettsäuren zerstören würde. Omega-Fettsäuren vertragen absolut keine Hitze, denn dann wandeln sie sich zu schädlichen Substanzen wie den Transfettsäuren um, die im Körper die gegenteilige Wirkung haben (siehe Seite 14–16). Wie viele andere kalt gepressten Öle auch, hat Leinöl einen sehr niedrigen Rauchpunkt. Dieser gibt die niedrigste Temperatur an, bei der während des Erhitzen eines Öls die deutlich sichtbare Rauchentwicklung beginnt und sich gesundheitlich schädliche Stoffe bilden (zu den Rauchpunkten verschiedener Öle siehe auch Tabelle Seite 44).

Die Hitzeunverträglichkeit von Leinöl bedeutet aber nicht, dass man es nie in die Pfanne geben darf. Man kann sehr wohl damit warme Gerichte zubereiten, nur geschieht dies in der umgekehrten Reihenfolge wie üblich. Man gibt nicht zuerst das Öl in die Pfanne und brät zum Beispiel die Scampi oder das Gemüse darin an, sondern man nimmt ganz wenig von einem hitzebeständigen Öl zum Braten. Oder man grillt die Speisen, und wenn sie danach etwas heruntergekühlt sind, träufelt man zur Abrundung etwas Omega-3-Öl darüber. Zum Braten dagegen, wenn es richtig heiß sein soll, verwendet man besser Kokos- oder Palmfett beziehungsweise -öl, denn diese beiden Fette vertragen sehr gut hohe Temperaturen über 200 °C.

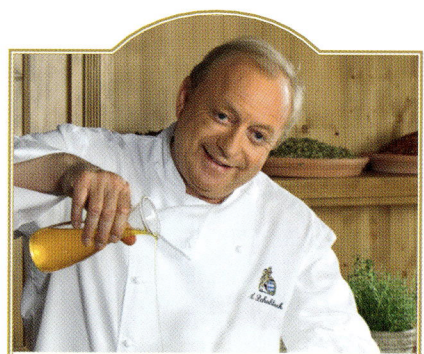

Erhitzen von Ölen

Nicht jedes Öl verträgt Hitze. Die meisten vertragen sie sogar überhaupt nicht und fangen in der Pfanne bald an zu rauchen und schlecht zu riechen. Dann kann auch das Essen, das in diesem Öl zubereitet wird, nicht mehr schmecken, und es entstehen die ungesunden Transfettsäuren. Man muss daher sehr genau wissen, welches Öl man wie hoch erhitzen kann. Der sogenannte Rauchpunkt eines Öls ist ein guter Maßstab dafür. Grundsätzlich gilt, dass man kalt gepresste Pflanzenöle nicht zum Braten verwenden soll. Die einzige Ausnahme ist das Olivenöl, aber auch das darf man nur auf etwa 180 °C erhitzen. Zum Anbraten verwendet man daher ein geschmacksneutrales, hitzeverträgliches Öl, und zwar nicht allzu viel davon, damit man später mit einem aromatischen Öl nachwürzen kann.

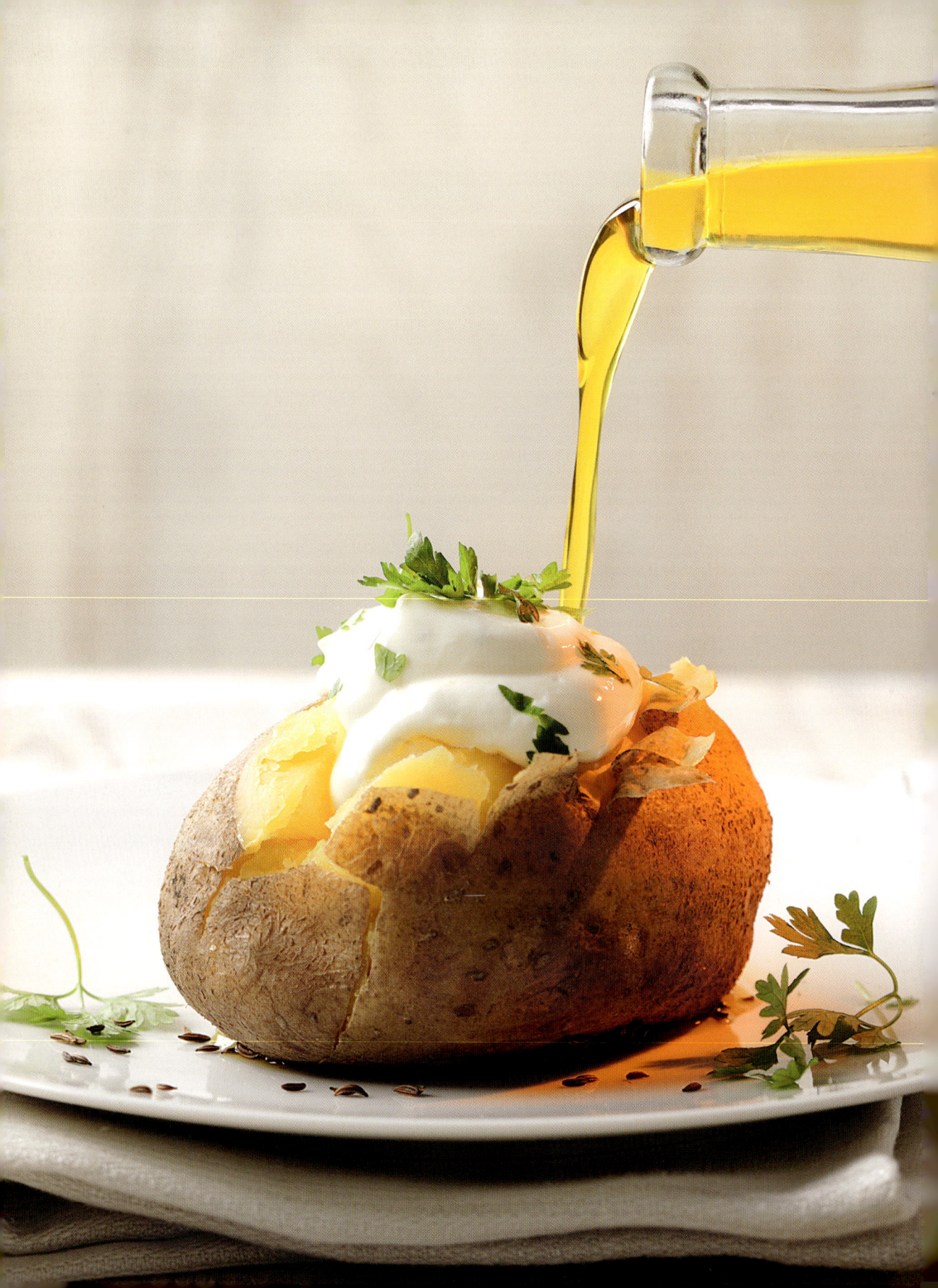

Die Rezepte mit Leinöl

Von Frühstück bis Abendbrot

Kerniges Müsli mit Apfel und Nüssen

Pro Portion ca. 4 g Omega-3-Fettsäuren

Zutaten für 2 Personen:

100 ml Milch · ½ EL Frühstücksquark-Gewürz-mischung (z. B. aus dem Gewürzeladen, s. Seite 89) · 250 g Magerquark · 1 EL Vitalöl · 1–2 Pipetten Ingwer-tropfen (z. B. aus dem Gewürzeladen, s. Seite 89; ersatzweise 1 Prise getrocknetes Ingwerpulver oder etwas frischer, fein geriebener Ingwer) · ½ TL abgeriebene unbehandelte Orangenschale · 1–2 EL Honig · 1 EL Mandelstifte · 1 Apfel · 1 Orange · 1 EL Granatapfelkerne · 1–2 TL Pistazienkerne · 1 EL grob gehackte Walnusskerne

Zum Anrichten: *4 Minzeblätter- oder Zitronen-melisseblätter · 2 EL kernige Haferflocken · 2 EL Vital-Powermix (siehe Tipp)*

1 Für das Müsli die Milch mit der Frühstücks-quark-Gewürzmischung in einen Topf geben, bei milder Hitze langsam erwärmen und vom Herd nehmen.

2 Den Quark, das Vitalöl, die Ingwertropfen, die abgeriebene Orangenschale und den Honig dazugeben und die Mischung mit dem Stabmixer cremig rühren. Der Quark sollte sämig sein und schön glänzen.

3 Die Mandelstifte in einer Pfanne ohne Fett hell rösten und abkühlen lassen. Den Apfel schälen, vierteln und entkernen. Die Apfelvier-tel in etwa 1½ cm große Stücke schneiden.

4 In einer Pfanne etwa 80 ml Wasser aufko-chen, die Apfelstücke dazugeben und zuge-deckt einige Minuten köcheln lassen, bis sie glasig sind und das Wasser verdampft ist.

5 Die Orange mit einem scharfen Messer so großzügig schälen, dass auch die weiße Haut mit entfernt wird, und die Fruchtfilets aus den Trennhäuten schneiden.

6 Die Apfelstücke mit den Orangenfilets, den Granatapfelkernen, den gerösteten Mandeln, den Pistazien und den Walnüssen vermischen.

7 Die Kräuterblätter waschen und mit Kü-chenpapier vorsichtig trocken tupfen.

8 Den glatt gerührten Quark mit der Frucht-Nuss-Mischung und einem Großteil der ker-nigen Haferflocken in Gläser schichten. Das Müsli mit den restlichen Haferflocken und dem Vital-Powermix bestreuen und mit den Kräuterblättern garnieren.

MEIN TIPP

Schuhbecks Vital-Powermix ist eine Mischung aus geschroteten Leinsamen, Sonnenblumenkernen, Weizenkeimen und verschiedenen Fruchtflocken. Die wertvollen Inhaltsstoffe der Leinsamen können vom Körper am besten aufgenommen werden, wenn diese vor dem Verzehr aufgebrochen werden. Damit die Stoffe dabei und während der Lagerung auch optimal erhalten bleiben, wird die aufgebrochene Leinsaat für diese Mischung in einem speziellen Verfahren mit Apfelsaftkonzentrat überzogen. Der Frucht-anteil bereichert die Mischung neben Farbe und Geschmack zusätzlich mit vielen wert-vollen Vitalstoffen. Ist Vital-Powermix nicht greifbar, können Sie stattdessen frisch ge-schrotete Leinsamen verwenden.

Melonen-Ingwer-Salat mit Minzejoghurt

Pro Portion ca. 7 g Omega-3-Fettsäuren

Zutaten für 2 Personen:

Für den Minzejoghurt: 200 g Joghurt · 1 TL Honig · 1 TL abgeriebene unbehandelte Limettenschale · 2 TL Limettensaft · 1 TL Minzeblätter (fein geschnitten) · 2 EL Vitalöl

Für den Melonensalat: je 1/4 Netzmelone und Cantaloupmelone · 1/2 TL fein geriebener Ingwer · 1 TL Limettensaft · 1 TL Vitalöl

Zum Anrichten: 4 Minzespitzen

1 Für den Minzejoghurt den Joghurt in einer kleinen Schüssel mit dem Honig, der abgeriebenen Limettenschale, dem Limettensaft, der Minze und 1 EL Vitalöl verrühren.

2 Für den Melonensalat die Melonenstücke entkernen, schälen und in etwa 2 cm große Stücke schneiden. 1 Handvoll der Melonenstücke in einen hohen Rührbecher geben, den geriebenen Ingwer, den Limettensaft und das Vitalöl hinzufügen und alles mit dem Stabmixer fein pürieren. Das Melonenpüree mit den Melonenstücken vermischen.

3 Die Minzespitzen waschen und trocken tupfen. Den Melonensalat auf Gläser verteilen und den Joghurt daraufgeben. Mit den Minzespitzen garniert servieren.

Himbeer-Feigen-Quark mit geröstetem Sesam

Pro Portion ca. 12 g Omega-3-Fettsäuren

Zutaten für 2 Personen:

200 ml Milch · 1 gestr. EL Frühstücksquark-Gewürzmischung (z. B. aus dem Gewürzeladen, s. Seite 89) · 500 g Magerquark · 4 EL Vitalöl · 3 Pipetten Ingwertropfen (z. B. aus dem Gewürzeladen, s. Seite 89; ersatzweise 1 Prise Ingwerpulver oder etwas frischer, fein geriebener Ingwer) · 2–3 EL Honig · 100 g Himbeeren · 1 EL Vital-Powermix (s. Tipp Seite 48) · 1 EL helle Sesamsamen · 2 Feigen

1 Die Milch mit der Gewürzmischung in einen Topf geben und langsam erwärmen. Den Quark, das Vitalöl, die Ingwertropfen und den Honig dazugeben und die Mischung mit dem Stabmixer cremig rühren. Der Quark sollte sämig sein und schön glänzen.

2 Die Himbeeren verlesen, waschen und vorsichtig trocken tupfen. Die Himbeeren mit dem Powermix unter den Quark rühren.

3 Den Sesam in einer Pfanne ohne Fett hell rösten und etwas abkühlen lassen. Die Feigen schälen und in Spalten schneiden.

4 Den Quark in Schälchen füllen und mit den Feigenspalten garnieren. Mit dem gerösteten Sesam bestreut servieren.

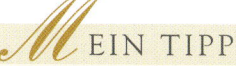 **MEIN TIPP**

Blaue Feigen haben meist eine dünne Schale, die mitverzehrt werden kann. Auch die Schale grüner Feigen ist essbar, die Früchte schmecken geschält jedoch feiner.

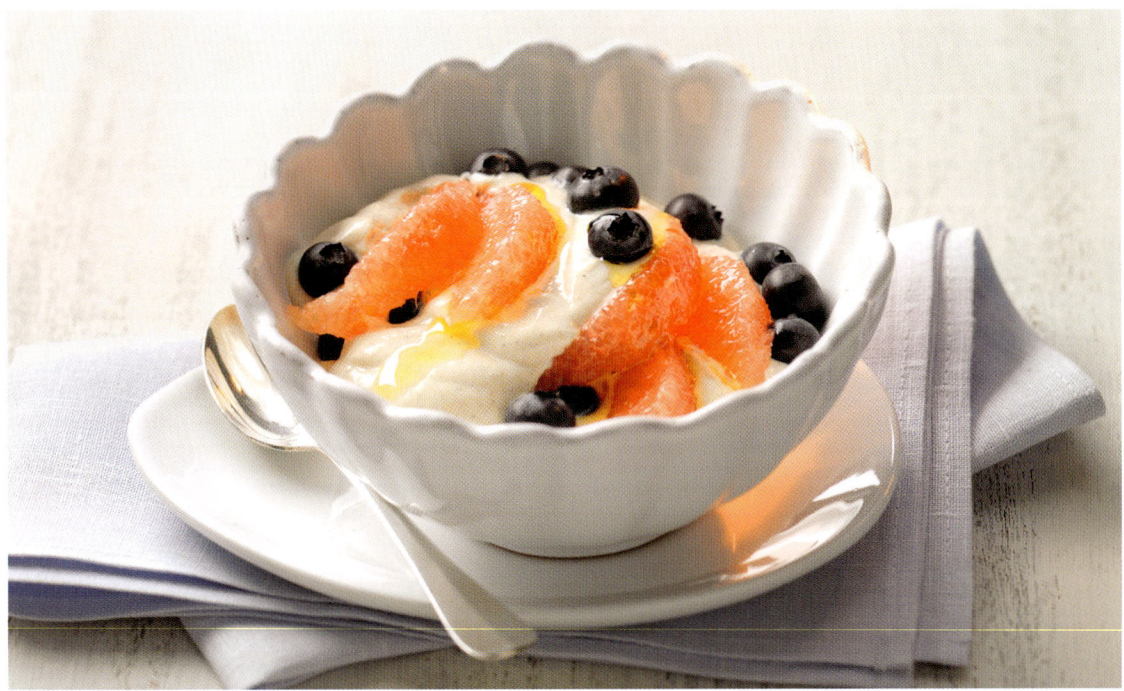

Schuhbecks Frühstücksquark mit Grapefruit

Pro Portion ca. 12 g Omega-3-Fettsäuren

Zutaten für 2 Personen:

200 ml Milch · 1 gestr. EL Frühstücksquark-Gewürz-mischung (z. B. aus dem Gewürzeladen, s. Seite 89) · 500 g Magerquark · 4 EL Vitalöl · 3 Pipetten Ingwer-tropfen (z. B. aus dem Gewürzeladen, s. Seite 89; ersatzweise 1 Prise getrocknetes Ingwerpulver oder etwas frischer, fein geriebener Ingwer) · 2–3 EL Honig · 60 g Heidelbeeren · 1 Grapefruit · 4 EL Vital-Powermix (s. Tipp Seite 48)

1 Die Milch mit der Gewürzmischung in einen Topf geben, langsam erwärmen und vom Herd nehmen. Den Quark, das Vitalöl, die Ingwer-tropfen und den Honig dazugeben und die Mi-schung mit dem Stabmixer cremig rühren. Der Quark sollte sämig sein und schön glänzen.

2 Die Heidelbeeren verlesen, waschen und trocken tupfen. Die Grapefruit mit einem scharfen Messer so großzügig schälen, dass auch die weiße Haut mit entfernt wird. Frucht-filets aus den Trennhäuten schneiden und klein schneiden. Mit dem austretenden Saft und den Heidelbeeren unter den Quark rüh-ren. Nach Belieben mit Powermix bestreuen.

MEIN TIPP

Die Frühstücksquark-Gewürzmischung entfaltet Farbe und Geschmack am besten in warmer Flüssigkeit. Bevor die anderen Zu-taten untergerührt werden, wird die Milch jedoch vom Herd genommen.

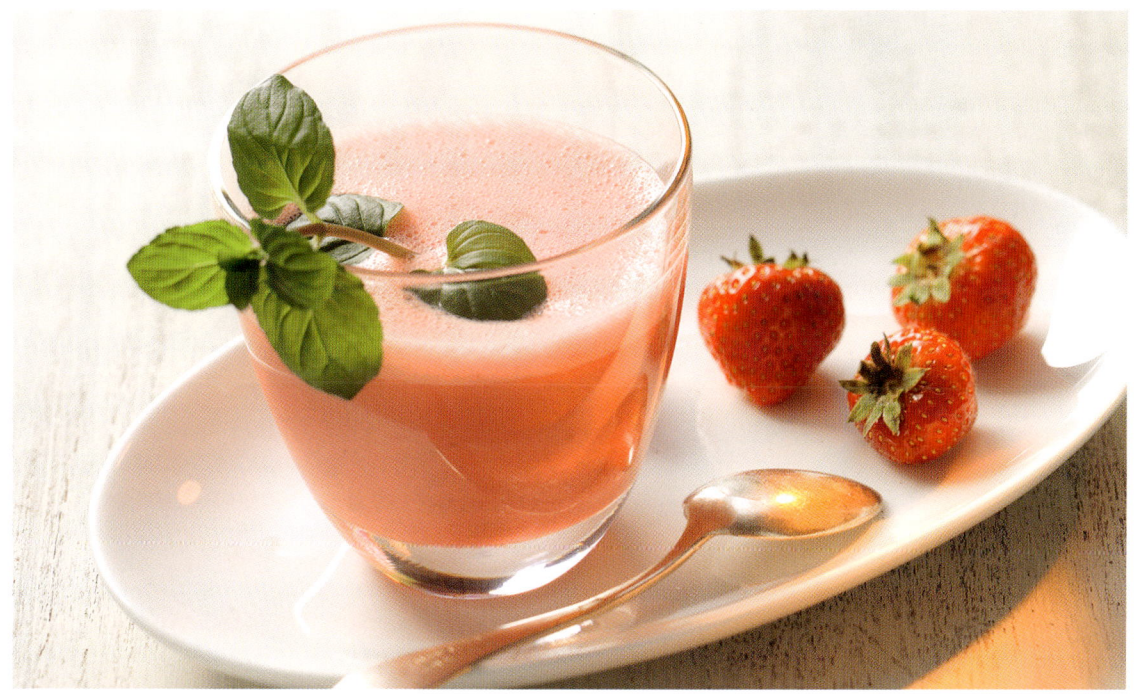

Erdbeershake mit arabischem Kaffeegewürz

Pro Portion ca. 3 g Omega-3-Fettsäuren

Zutaten für 4 Personen:

500 g gekühlte Erdbeeren · 500 g gekühlte Butter-milch · 2 EL Vitalöl · 100 g Honig · einige Tropfen Zitronensaft · ½ TL arabisches Kaffeegewürz · 4 Minzeblätter oder Minzespitzen

1 Die Erdbeeren waschen, putzen und je nach Größe halbieren oder vierteln. 4 kleinere Erd-beeren für die Garnitur beiseitelegen.

2 Die zerkleinerten Erdbeeren mit der Butter-milch, 200 ml sehr kaltem Wasser, dem Vitalöl, dem Honig, dem Zitronensaft und dem arabi-schen Kaffeegewürz in einen hohen Rührbe-cher geben und alles mit dem Stabmixer sehr fein pürieren.

3 Die Minze waschen und mit Küchenpapier trocken tupfen. Den Erdbeershake in hohe Gläser füllen und mit den restlichen Erdbee-ren und der Minze garnieren.

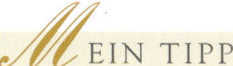

MEIN TIPP

Das arabische Kaffeegewürz besteht aus fein gemahlenem Kardamom, Muskatnuss, Nelken, Piment, Vanille und Zimt. Sie er-halten es im Gewürzeladen oder über den Onlineshop (s. Seite 89).

Kartoffelgröstel mit Pilzen und Schnittlauchsauce

Pro Portion ca. 3 g Omega-3-Fettsäuren

Zutaten für 4 Personen:

Für das Gröstel: 750 g kleine festkochende Kartoffeln ·
Salz · 1 TL ganzer Kümmel · 2 Bund Minikarotten ·
200 g breite Bohnen · je 100 g Champignons und
Pfifferlinge · 150 g gekochter Hinterschinken ·
3 EL braune Butter (s. Tipp Seite 53) · Pfeffer aus der
Mühle · getrockneter Majoran · gemahlener Kümmel ·
1 Msp. abgeriebene unbehandelte Zitronenschale ·
1 EL Petersilie (frisch geschnitten) · 3–4 EL Gemüsebrühe · ½ Knoblauchzehe (in Scheiben) ·
2 Scheiben Ingwer · 1 Streifen unbehandelte
Zitronenschale · mildes Chilisalz · getrocknetes
Bohnenkraut · frisch geriebene Muskatnuss ·
1 EL Vitalöl

Für die Sauce: 200 g Sauerrahm · 1 TL scharfer Senf ·
1 TL Zitronensaft · 1 EL Vitalöl · 2 EL Schnittlauch-
röllchen · Salz · Zucker · mildes Chilipulver

1 Für das Gröstel die Kartoffeln waschen und
mit der Schale in einem Topf in Salzwasser mit
dem ganzen Kümmel weich kochen. Abgießen,
kurz ausdampfen lassen und pellen. Die Kartoffeln abkühlen lassen und halbieren.

2 Von den Minikarotten das Grün entfernen,
die Karotten schälen und je nach Größe halbieren. Die Bohnen putzen, waschen und
schräg in 1 bis 1½ cm breite Stücke schneiden. Karotten und Bohnen nacheinander in
kochendem Salzwasser fast weich garen.
Mit dem Schaumlöffel herausnehmen, kalt
abschrecken und abtropfen lassen.

3 Die Champignons putzen, trocken abreiben
und halbieren oder vierteln. Die Pfifferlinge
putzen, kurz waschen, auf einem Küchentuch
abtropfen lassen und gegebenenfalls zerkleinern. Den Hinterschinken in ½ cm große Würfel schneiden.

4 In einer Pfanne 2 EL braune Butter erhitzen
und die Kartoffeln darin anbraten. Mit Salz,
Pfeffer und je 1 Prise Majoran und Kümmel
würzen, den Schinken dazugeben und heiß
werden lassen.

5 Die Pilze in einer zweiten Pfanne in 1 bis
2 TL brauner Butter anbraten. Mit Salz, Pfeffer,
Kümmel und Zitronenschale würzen und die
Petersilie dazugeben.

6 Bohnen und Karotten mit Brühe, Knoblauch, Ingwer und Zitronenschalenstreifen
erhitzen, mit Chilisalz, 1 Prise Bohnenkraut
und Muskatnuss würzen. Die Pfanne vom
Herd nehmen und das Vitalöl dazugeben. Den
Knoblauch und den Ingwer wieder entfernen.

7 Für die Schnittlauchsauce den Sauerrahm
mit Senf, Zitronensaft, Vitalöl und Schnittlauch verrühren und mit Salz und je 1 kleinen
Prise Zucker und Chilipulver würzen.

8 Die Kartoffeln mit den Pilzen mischen, auf
vorgewärmten Tellern anrichten und das Gemüse dazwischen stecken. Vor dem Servieren
etwas Pfeffer aus der Mühle grob darüber
mahlen und die Schnittlauchsauce außen
herumziehen.

Mariniertes Paprika-Zucchini-Gemüse auf Bauernbrot mit Spiegelei

Pro Portion ca. 3 g Omega-3-Fettsäuren

Zutaten für 4 Personen:

*2 rote Paprikaschoten · 1 gelbe Paprikaschote ·
1 weiße Zwiebel · 1 Zucchino (ca. 250 g) ·
2 TL weißer Aceto balsamico · 2 EL Vitalöl ·
1 Msp. abgeriebene unbehandelte Zitronenschale ·
1 TL Thymianblättchen (frisch geschnitten) ·
je ¼ TL fein geriebener Knoblauch und Ingwer ·
mildes Chilisalz · Zucker · 1 EL Petersilie (frisch
geschnitten) · 4 Scheiben Bauernbrot (à 50 g) ·
1 EL braune Butter (siehe Tipp) · Salz · 4 Eier ·
Pfeffer aus der Mühle*

1 Die Paprikaschoten längs vierteln, entkernen und waschen. Die Zwiebel schälen und in ½ cm breite Streifen schneiden. Den Zucchino putzen, waschen, längs halbieren und quer in ½ cm dicke Scheiben schneiden.

2 In einem Dämpftopf etwa ¼ l Wasser zum Köcheln bringen. Die Paprikaschoten in den Dämpfeinsatz legen und zugedeckt über dem heißen Dampf etwa 10 Minuten dämpfen. Die Paprikaschoten herausnehmen, kalt abschrecken, abtropfen lassen, häuten und quer in Streifen schneiden.

3 Die Zwiebelstreifen und die Zucchinischeiben in den Dämpfeinsatz geben und 6 bis 8 Minuten zugedeckt dämpfen.

4 Die Paprikastreifen, die Zwiebelstreifen und die Zucchinischeiben mischen. Den Essig und das Vitalöl verrühren, die abgeriebene Zitronenschale, den Thymian, den Knoblauch und den Ingwer dazugeben und mit je 1 Prise Chilisalz und Zucker würzen. Die Marinade mit dem Gemüse vermischen und ziehen lassen. Zum Schluss die Petersilie untermischen und gegebenenfalls etwas nachwürzen.

5 Die Brotscheiben in einer unbeschichteten Pfanne ohne Fett auf beiden Seiten rösten.

6 Die braune Butter in einer beschichteten Pfanne bei mittlerer Temperatur zerlassen und leicht salzen. Die Eier nacheinander aufschlagen, in die Pfanne gleiten lassen und zu Spiegeleiern braten.

7 Das lauwarme Gemüse auf den gerösteten Brotscheiben verteilen und je 1 Spiegelei daraufsetzen. Vor dem Servieren etwas Pfeffer darübermahlen.

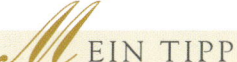

MEIN TIPP

Zum Braten und Abschmecken verwende ich sehr gerne braune Butter. Dafür zerlasse ich 250 g Butter bei milder Hitze in einem Topf und lasse sie dann etwa 10 Minuten leicht köcheln, bis sie goldbraun ist. Anschließend wird die Butter durch ein mit Küchenpapier ausgelegtes Sieb gegossen und in einer Schüssel aufgefangen. Die geklärte braune Butter fülle ich in ein Schraubglas um und bewahre sie so im Kühlschrank auf. Die Butter hat eine ähnliche Konsistenz wie Butterschmalz – bei Bedarf stechen Sie einfach ein Stück davon ab!

Omelett mit Räucherlachs und Kräutern *(Foto)*

Pro Portion ca. 7 g Omega-3-Fettsäuren

Zutaten für 1 Person:

Für das Omelett: 3 Eier · 2 EL Milch · Salz · frisch geriebene Muskatnuss · 1–2 TL Butter

Für den Kräutersalat: 20 g Kräuterblätter (z. B. Petersilie, Staudensellerieblätter, Basilikum, Kerbel, Dill) · 1 TL Zitronensaft · 1 Msp. abgeriebene unbehandelte Zitronenschale · 1 EL Vitalöl · Salz · Pfeffer aus der Mühle · nach Belieben 1 EL angedünstete Zwiebelwürfel

Zum Anrichten: 2 Scheiben Räucherlachs

1 Für das Omelett die Eier mit der Milch in einer Schüssel mit dem Schneebesen verquirlen. Mit Salz und 1 Prise Muskatnuss würzen.

2 Für den Kräutersalat die Kräuterblätter waschen und trocken schleudern. Zitronensaft, Zitronenschale und das Vitalöl verrühren und mit Salz und Pfeffer würzen. Die Kräuterblätter mit der Marinade mischen und nach Belieben zusätzlich noch angedünstete Zwiebelwürfel dazugeben.

3 Die Butter in einer beschichteten Pfanne bei mittlerer Hitze zerlassen. Die Eier hineingießen und unter Rühren etwas anstocken lassen. Das Omelett ohne Rühren stocken lassen, dann zusammenklappen und auf einen vorgewärmten Teller stürzen.

4 Die Räucherlachsscheiben auf dem Omelett anrichten und den Kräutersalat als Häufchen darauf- oder danebensetzen.

Rührei mit Chinakohl und Koriander

Pro Portion ca. 6 g Omega-3-Fettsäuren

Zutaten für 2 Personen:

Für den Salat: 4 geschlossene Champignons · 2 Handvoll gemischte kleine Salatblättchen (z. B. Frisée, Radicchio, Lollo bianco, Rucola) · 1 EL Koriander oder Minze (frisch geschnitten) · 1–2 TL Zitronensaft · 1–2 EL Vitalöl · mildes Chilisalz

Für das Rührei: 40 g Chinakohl · 1–2 TL braune Butter (s. Tipp Seite 53) · 4 Eier · frisch geriebene Muskatnuss · mildes Chilisalz · 1/2–1 EL Petersilie (frisch geschnitten)

1 Für den Salat die Champignons putzen, trocken abreiben und in feine Scheiben hobeln. Die Salatblättchen waschen und trocken schleudern. Mit den Champignonscheiben und den Kräutern mischen. Mit Zitronensaft und Vitalöl marinieren und mit Chilisalz würzen.

2 Für das Rührei den Chinakohl putzen, waschen und in feine Streifen schneiden. Die Butter in einer schweren Pfanne bei mittlerer Hitze zerlassen. Die Chinakohlstreifen dazugeben und 1 bis 2 Minuten andünsten.

3 Die Eier aufschlagen und in die Pfanne gleiten lassen. Sobald das Eiweiß etwas angestockt ist, die Pfanne vom Herd nehmen und die Eier durchrühren. Mit etwas Muskatnuss und Chilisalz würzen und die Petersilie dazugeben. Die Eier nochmals durchrühren und sobald das Rührei gestockt, aber noch saftig ist, mithilfe von Ringen auf zwei vorgewärmten Tellern anrichten. Den Blattsalat als Häufchen darauf- oder danebensetzen.

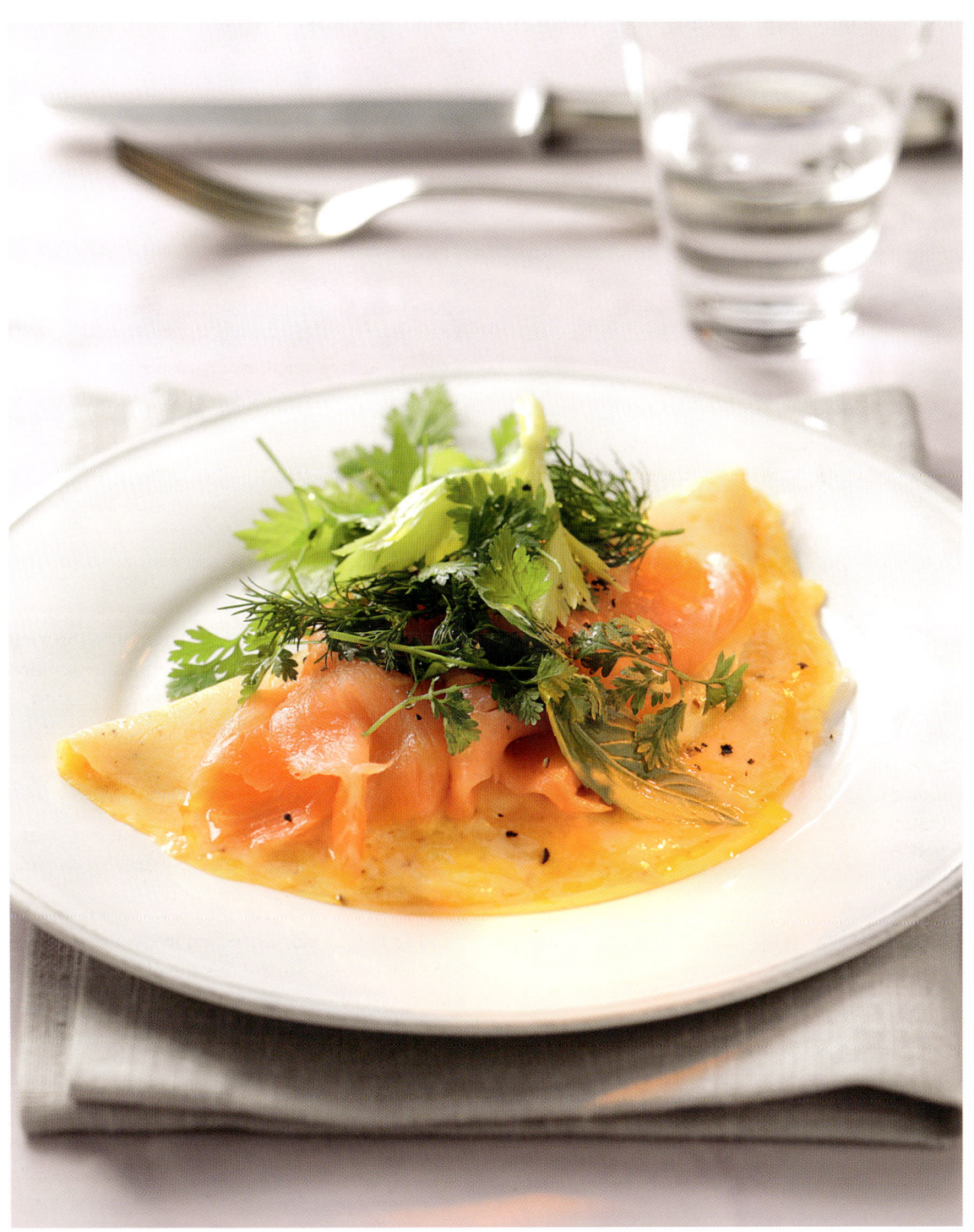

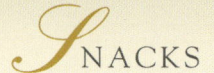
Wrap gefüllt mit Räuchermakrele und Honig-Senf-Dill-Sauce

Pro Portion ca. 4 g Omega-3-Fettsäuren

Zutaten für 8 Wraps:

Für die Sauce: 400 g Frischkäse · 3 EL Vitalöl ·
80 ml Milch · 2 TL Honig · 2 TL scharfer Senf ·
2 EL Dill (frisch geschnitten) · Salz · 1 Prise mildes
Chilipulver

Für die Fladen: 300 g Mehl · 1 TL Backpulver ·
½ TL Salz · 1 TL mildes Chilipulver · 225 ml Milch ·
Mehl für die Arbeitsfläche · Olivenöl für die Pfanne

Außerdem: 5 Blätter Chinakohl · je 1 rote und gelbe
Paprikaschote · ½ Salatgurke · 400 g Räucher-
makrelenfilets · Salz

1 Für die Sauce den Frischkäse mit dem Vitalöl, der Milch, dem Honig, dem Senf und dem
fein geschnittenen Dill in einer Schüssel gut
verrühren. Die Sauce mit Salz und 1 Prise Chilipulver würzen.

2 Für die Fladen das Mehl mit dem Backpulver in eine Schüssel sieben. Das Salz, das Chilipulver und die Milch dazugeben und alles
mit den Knethaken des Handrührgeräts zu
einem glatten Teig verkneten. Den Teig in
8 Portionen teilen, diese zu Kugeln formen
und in Frischhaltefolie gewickelt gut 30 Minuten ruhen lassen.

3 Anschließend die Teigkugeln auf der be-
mehlten Arbeitsfläche zu möglichst dünnen
Fladen ausrollen.

4 Eine Pfanne bei mittlerer Hitze erwärmen
und dünn mit Olivenöl bestreichen. Die Tortillafladen darin nacheinander jeweils 1 bis

2 Minuten leicht bräunen, wenden und auf
der zweiten Seite ebenfalls kurz backen. Die
Fladen nach dem Backen aufeinanderlegen,
damit sie nicht austrocknen.

5 Für die Füllung den Chinakohl waschen,
trocken tupfen und in Streifen schneiden. Die
Paprikaschoten längs halbieren, entkernen,
waschen und ebenfalls in Streifen schneiden.
Die Gurke schälen und in dünne Scheiben
schneiden oder hobeln. Die Räuchermakrelen-
filets von den restlichen Gräten befreien und
in kleinere Stücke zerteilen.

6 Die Tortillafladen mit etwas Honig-Senf-
Dill-Sauce bestreichen, mit Chinakohl, Pa-
prika, Gurke und den Räucherfischstücken
belegen und mit etwas Salz würzen. Den unteren Tortillarand leicht nach oben schlagen,
dann die Fladen von einer Seite her nicht zu
fest aufrollen.

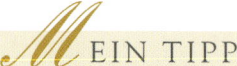 MEIN TIPP

Noch schneller sind die Wraps zubereitet,
wenn Sie fertige Weizentortillas verwenden.
Sie erhalten diese in fast jedem gut sortier-
ten Supermarkt in der Feinkostabteilung.

Matjestatar mit Zitronenschmand und Pinienkernen

Pro Portion ca. 6 g Omega-3-Fettsäuren

Zutaten für 4 Personen:

Für das Tatar: 1 Birne · 1 kleine rote Zwiebel · 2 Stangen Staudensellerie · 50 ml Gemüsebrühe · 400 g Matjesfilets (4 kleinere Doppelfilets) · 1 EL Zitronensaft · 1 EL helle Sojasauce · milde Chiliflocken · 1 EL Vitalöl · 2 EL Kerbel (frisch geschnitten) · Salz

Für den Zitronenschmand: 200 g Schmand · 1 EL Vitalöl · 2 TL Zitronensaft · 1 TL abgeriebene unbehandelte Zitronenschale · Salz · Zucker · mildes Chilipulver

Zum Anrichten: 1 EL Pinienkerne · Salz

1 Für das Tatar die Birne waschen, vierteln und das Kerngehäuse entfernen. Die Birnenviertel in ½ cm große Würfel schneiden. Die Zwiebel schälen und in feine Würfel schneiden. Die Selleriestangen putzen, waschen und in kleine Würfel schneiden. Die Brühe in einem kleinen Topf erhitzen und die Selleriewürfel darin 2 Minuten garen, bis die Flüssigkeit verkocht ist. Den Sellerie beiseitestellen und abkühlen lassen.

2 Die Matjesfilets waschen, mit Küchenpapier trocken tupfen und in ½ bis 1 cm große Würfel schneiden. Mit den Birnen-, Sellerie- und Zwiebelwürfeln in eine Schüssel geben. Den Zitronensaft, die Sojasauce, 1 Prise Chiliflocken, das Vitalöl sowie den Kerbel hinzufügen und alles gut vermischen. Das Matjestatar nach Belieben mit etwas Zitronensaft und Salz abschmecken.

3 Für den Zitronenschmand den Schmand mit dem Vitalöl, dem Zitronensaft und der abgeriebenen Zitronenschale in einer kleinen Schüssel glatt rühren und mit Salz und je 1 Prise Zucker und Chilipulver würzen.

4 Die Pinienkerne in einer Pfanne ohne Fett hell rösten und leicht salzen. Die Pinienkerne beiseitestellen und etwas abkühlen lassen.

5 Das Tatar mithilfe eines Metallrings auf Teller portionieren und den Zitronenschmand außen herumträufeln. Mit den gerösteten Pinienkernen bestreut servieren.

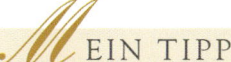
MEIN TIPP

Da sowohl Matjes als auch Sojasauce schon gesalzen sind, sollten Sie das Tatar wirklich erst am Schluss mit Salz abschmecken. Meist fehlt nur eine kleine Prise Salz!

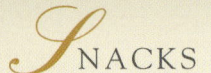

Gemüsesticks mit verschiedenen Dips

Pro Portion ca. 11 g Omega-3-Fettsäuren

Zutaten für 6–8 Personen:

Für den Chili-con-Carne-Dip: 200 g Kichererbsen (aus der Dose) · Salz · 100 ml Gemüsebrühe · 3–4 TL Chili-con-Carne-Gewürzmischung · 1 Kabanossi (75 g) · 4 EL Vitalöl · 150 g Frischkäse · 1 Knoblauchzehe · 1 kleines Stück Ingwer · 1 EL Petersilie (frisch geschnitten)

Für den Thunfisch-Dip: 150 g Thunfisch (aus der Dose; in Öl) · 1 EL Kapern · 4 Sardellenfilets (in Öl) · 1 EL Gemüsebrühe · 100 g Crème fraîche · 2 EL Vitalöl · 1 EL Zitronensaft · Salz · Pfeffer aus der Mühle · mildes Chilipulver · Zucker · 1 Msp. abgeriebene unbehandelte Zitronenschale

Für die Gemüsesticks: 1 Gurke · 3 Stangen Staudensellerie · 3 Karotten · je 1 rote und gelbe Paprikaschote

1 Für den Chili-con-Carne-Dip die Kichererbsen abgießen und abtropfen lassen. In einem Topf etwa ½ l Salzwasser zum Kochen bringen und die Kichererbsen 30 Minuten nachgaren. Die Kichererbsen in ein Sieb abgießen, abtropfen und auskühlen lassen.

2 Inzwischen die Brühe mit der Gewürzmischung erwärmen und wieder abkühlen lassen. Die Kabanossi in sehr kleine Würfel schneiden. Die Kichererbsen in den Blitzhacker oder Küchenmixer geben. Das Vitalöl hinzufügen und alles zu einer feinen Paste pürieren. In eine Schüssel umfüllen und den Frischkäse unterrühren. Den Knoblauch und den Ingwer schälen und beides fein dazurei-

ben. Die Kabanossiwürfel und die Petersilie hinzufügen, gut unterrühren und den Dip mit Salz abschmecken.

3 Für den Thunfisch-Dip den Thunfisch etwas abtropfen lassen und mit den Kapern, den Sardellen, der Brühe, der Crème fraîche, dem Vitalöl und dem Zitronensaft im Blitzhacker oder im Küchenmixer zu einer sämigen Sauce pürieren. Den Dip mit Salz, Pfeffer, je 1 Prise Chilipulver und Zucker sowie der abgeriebenen Zitronenschale würzen.

4 Für die Gemüsesticks die Gurke waschen, längs halbieren und die Kerne mit einem Teelöffel entfernen. Die Selleriestangen putzen und waschen, die Karotten putzen und schälen. Die Paprikaschoten längs halbieren, entkernen und waschen. Alle Gemüsesorten in etwa 8 cm lange Stifte schneiden und in Schälchen oder auf Tellern anrichten. Die Dips dazu servieren.

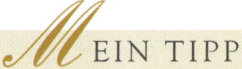EIN TIPP

Wenn man den Chili-con-Carne-Dip vorbereitet und kühl stellt, wird er relativ fest. Man kann ihn aber mit etwas Brühe cremig rühren und dann die Kabanossiwürfel untermischen. Sollte der Dip etwas grießeln, die Masse einfach im Wasserbad etwas erwärmen und anschließend nochmals mit dem Stabmixer pürieren.

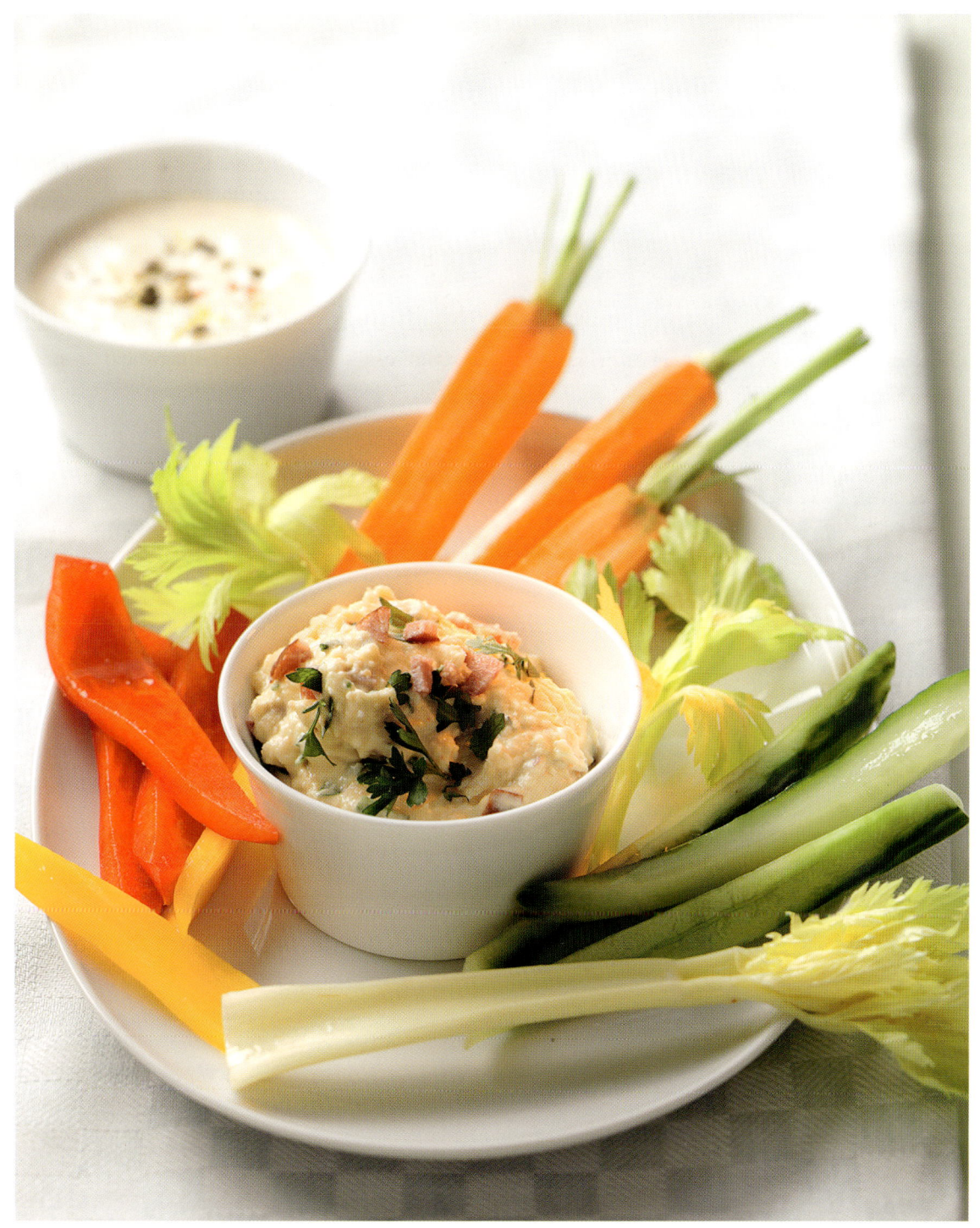

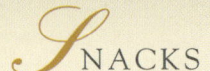

Gemüsestrudel mit Kokos-Curry-Remoulade

Pro Portion ca. 2 g Omega-3-Fettsäuren

Zutaten für 4 Personen:

Für die Strudel: 1 Karotte · 1 rote Spitzpaprika ·
70 g Chinakohl · 1 Stange Staudensellerie ·
4 Frühlingszwiebeln · 50 g Austernpilze ·
30 g Sojasprossen · 1 TL Puderzucker · 2–3 EL Sherry
medium dry · 50 ml Gemüsebrühe · 1 kleine
Knoblauchzehe · 1 TL fein geriebener Ingwer ·
1 EL Petersilie (frisch geschnitten) · 1 Msp. abgeriebene unbehandelte Zitronenschale · Salz · mildes
Chilipulver · 4 Blätter Strudelteig (à 20 x 20 cm; aus
dem Kühlregal, ersatzweise Filoteig) ·
50 g flüssige braune Butter (s. Tipp Seite 53)

Für die Remoulade: 1 Ei · 2 Frühlingszwiebeln ·
1–2 EL Gemüsebrühe · 1 geh. TL mildes Currypulver ·
150 g Frischkäse · 6 EL Kokosmilch · 1 EL Vitalöl ·
1 TL gehackte Kapern · Salz · Zucker · mildes
Chilipulver · 1–2 TL Limettensaft · abgeriebene Schale
von ½ Limette

1 Für die Gemüsestrudel die Karotte putzen
und schälen. Die Spitzpaprika längs halbieren,
entkernen und waschen. Den Chinakohl waschen und trocken tupfen. Alles in feine Streifen schneiden. Staudensellerie und Frühlingszwiebeln putzen, waschen und in dünne
Scheiben schneiden. Die Austernpilze putzen,
trocken abreiben und klein schneiden. Die
Sprossen abbrausen und abtropfen lassen.

2 In einer großen tiefen Pfanne den Puderzucker bei mittlerer Hitze hell karamellisieren.
Das Gemüse, die Austernpilzen und die Sojasprossen dazugeben und etwas andünsten.
Mit dem Sherry ablöschen, die Brühe angie-

ßen und das Gemüse 1 bis 2 Minuten garen.
Den Knoblauch schälen und auf einer Zesten-
reibe dazureiben. Ingwer, Petersilie und Zitronenschale hinzufügen und das Gemüse mit
Salz und 1 Prise Chilipulver würzen.

3 Den Backofen auf 200 °C vorheizen. Ein
Backblech mit Backpapier auslegen. Die Strudelblätter ausbreiten und einzeln mit brauner
Butter bestreichen. Das Gemüse in 4 Portionen teilen, jeweils in einem langen Strang
in der Mitte auf den Teigblättern verteilen.
Die Strudelteigblätter über dem Gemüse zusammenklappen und die offenen Seiten fest
zusammendrücken. Die Strudel mit der Naht-
seite nach unten auf das Blech legen und mit
der restlichen braunen Butter bestreichen.
Die Gemüsestrudel im Ofen auf der mittleren
Schiene 15 Minuten goldbraun backen.

4 Für die Remoulade das Ei etwa 10 Minuten
hart kochen, kalt abschrecken und pellen. Das
Ei halbieren, das Eigelb vom Eiweiß lösen und
beides getrennt voneinander in kleine Würfel
schneiden. Die Frühlingszwiebeln putzen, waschen und in Ringe schneiden.

5 Die Brühe erhitzen, das Currypulver unterrühren, vom Herd nehmen und kurz ziehen
lassen. Den Frischkäse, die Kokosmilch und
das Vitalöl dazugeben und alles mit dem Stabmixer cremig rühren. Die Kapern, das Ei und
die Frühlingszwiebelringe unterrühren und die
Remoulade mit Salz, je 1 Prise Zucker und
Chilipulver, Limettensaft und -schale würzen.

6 Die Strudel aus dem Ofen nehmen, auf-
schneiden und mit der Remoulade servieren.

Hähnchentoast mit Mango und Avocado

Pro Portion ca. 6 g Omega-3-Fettsäuren

Zutaten für 4 Personen:

Für das Dressing: 3 EL Gemüsebrühe ·
1–2 EL Zitronensaft · 1 Msp. abgeriebene
unbehandelte Zitronenschale · ½–1 TL scharfer Senf ·
2 Scheiben Knoblauch · 1 TL Zucker · ½ TL Salz ·
mildes Chilipulver · 50 g Naturjoghurt ·
50 g Sauerrahm · 4 EL mildes Olivenöl · 4 EL Vitalöl

Für den Toast: 4 Hähnchenbrustfilets (à 120 g;
ohne Haut) · 1 EL braune Butter (s. Tipp Seite 53) ·
rot-grünes Chili-Vanille-Salz (z. B. aus dem Gewürzeladen, s. Seite 89) · 2 Handvoll Salatblätter ·
½ kleine, reife Mango · 1 Avocado · 1 TL Zitronensaft ·
Salz · 8 Scheiben Toastbrot · Kräuterblätter zum
Garnieren

1 Für das Dressing die Gemüsebrühe mit
Zitronensaft, Zitronenschale, Senf, Knoblauchscheiben, Zucker, Salz, 1 Prise Chilipulver,
Joghurt und Sauerrahm in einen hohen Rührbecher geben und alles mit dem Stabmixer
cremig rühren. Nach und nach das Olivenöl
und das Vitalöl untermixen. Das Dressing
nach Belieben abschmecken.

2 Für den Toast den Backofen auf 100 °C vorheizen. Ein Ofengitter auf die mittlere Schiene
und darunter ein Abtropfblech schieben.

3 Die Hähnchenbrustfilets waschen und trocken tupfen. In einer Pfanne die braune Butter
erhitzen und die Hähnchenbrustfilets darin
bei milder Hitze auf beiden Seiten 2 bis 3 Minuten anbraten. Die Hähnchenbrustfilets auf
dem Gitter im Ofen 25 bis 30 Minuten garen.

4 Die Salatblätter verlesen, waschen und
trocken schleudern. Die Mango schälen, das
Fruchtfleisch zunächst vom Stein und dann in
Scheiben schneiden. Die Avocado halbieren
und den Kern entfernen. Das Fruchtfleisch in
Spalten schneiden, mit Zitronensaft beträufeln
und mit Salz würzen.

5 Die Toastbrotscheiben in einer Pfanne auf
beiden Seiten hell rösten. Die Salatblätter mit
etwas Dressing marinieren und auf 4 Toast-
scheiben verteilen.

6 Die Hähnchenbrustfilets aus dem Ofen
nehmen, schräg in Scheiben schneiden und
mit rot-grünem Chili-Vanille-Salz würzen.
Die Fleischscheiben mit den Mango- und
Avocadospalten auf dem Salat verteilen und
die restlichen Brotscheiben anlegen.

7 Das Dressing nach Belieben nochmals auf-
mixen und über den Belag oder um den Toast
herumträufeln.

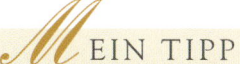

MEIN TIPP

Anstatt der Toastbrotscheiben können Sie
auch sehr gut andere Brotsorten verwenden.
Nach Belieben kann der Salat mit einer kla-
ren Vinaigrette mariniert werden. Dann passt
zum Dippen ausgezeichnet Zitronenschmand
dazu (s. Seite 57).

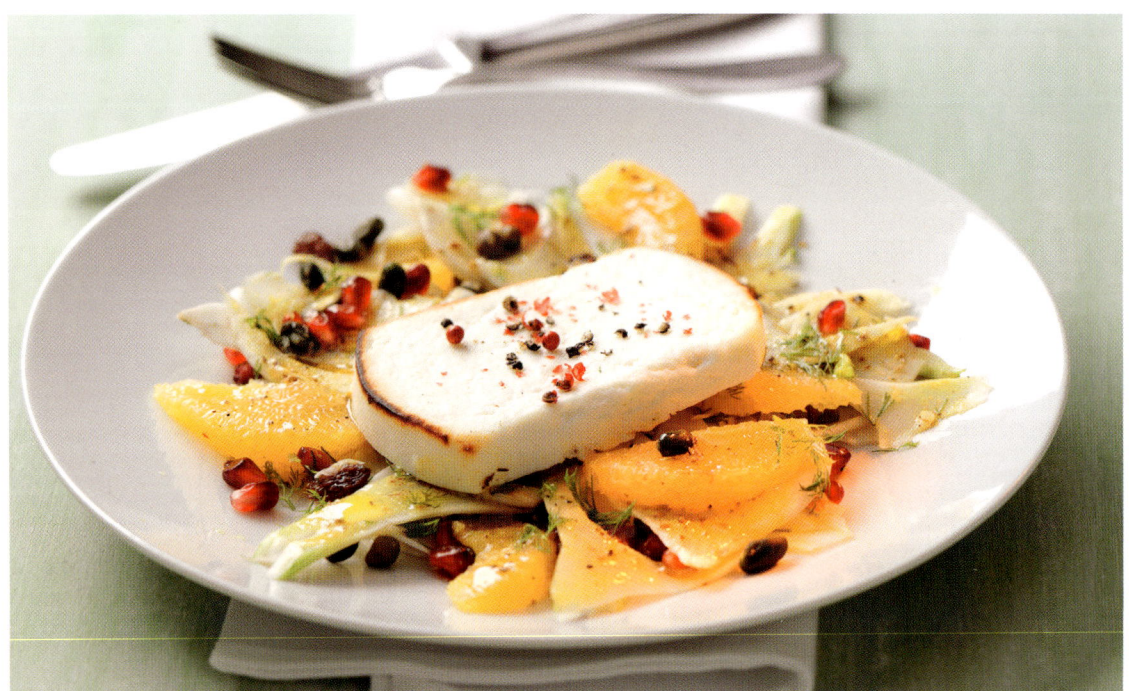

Lauwarmer Ziegenkäse auf Fenchel-Orangen-Salat

Pro Portion ca. 3 g Omega-3-Fettsäuren

Zutaten für 4 Personen:

*je 1 TL schwarze Pfeffer- und Korianderkörner ·
½ TL Fenchelsamen · ½ TL geschrotete Zimtrinde ·
10 Kardamomkapseln (leicht angedrückt) ·
2 Orangen · ½ TL mildes Currypulver · 1 EL Zitronensaft · je 1 Msp. abgeriebene unbehandelte Zitronen-
und Orangenschale · ½ TL scharfer Senf · 1 EL Dill
(frisch geschnitten) · 2 EL Vitalöl · 1 große Fenchel-
knolle · je 1 EL Rosinen, Kapern, Pistazien und
Granatapfelkerne · Salz · Zucker · mildes Chilipulver ·
250 g Ziegenfeta · 1 Prise rote Pfefferbeeren*

1 Pfeffer, Koriander, Fenchel, Zimt und Kardamom in eine Gewürzmühle füllen.

2 Die Orangen so großzügig schälen, dass die
weiße Haut mit entfernt wird. Die Fruchtfilets
aus den Trennhäuten schneiden. Die Filets in
einem Sieb abtropfen lassen, dabei den Saft
auffangen. Orangensaft mit Curry einmal kurz
erhitzen. Mit Zitronensaft und -abrieb, Oran-
genabrieb, Senf, Dill und Vitalöl vermischen.

3 Fenchel putzen, waschen und fein hobeln,
das Fenchelgrün klein schneiden. Fenchel mit
der Orangenmarinade vermischen. Fenchelgrün, Orangenfilets, Rosinen, Kapern, Pistazien und Granatapfelkerne unterheben. Mit
Salz und je 1 Prise Zucker und Chilipulver
würzen. Auf Teller verteilen.

4 Den Backofengrill einschalten. Den Feta im
Ofen auf der mittleren Schiene 3 bis 4 Minuten
erwärmen und auf den Salat geben. Gewürze
darüber mahlen und Pfefferbeeren aufstreuen.

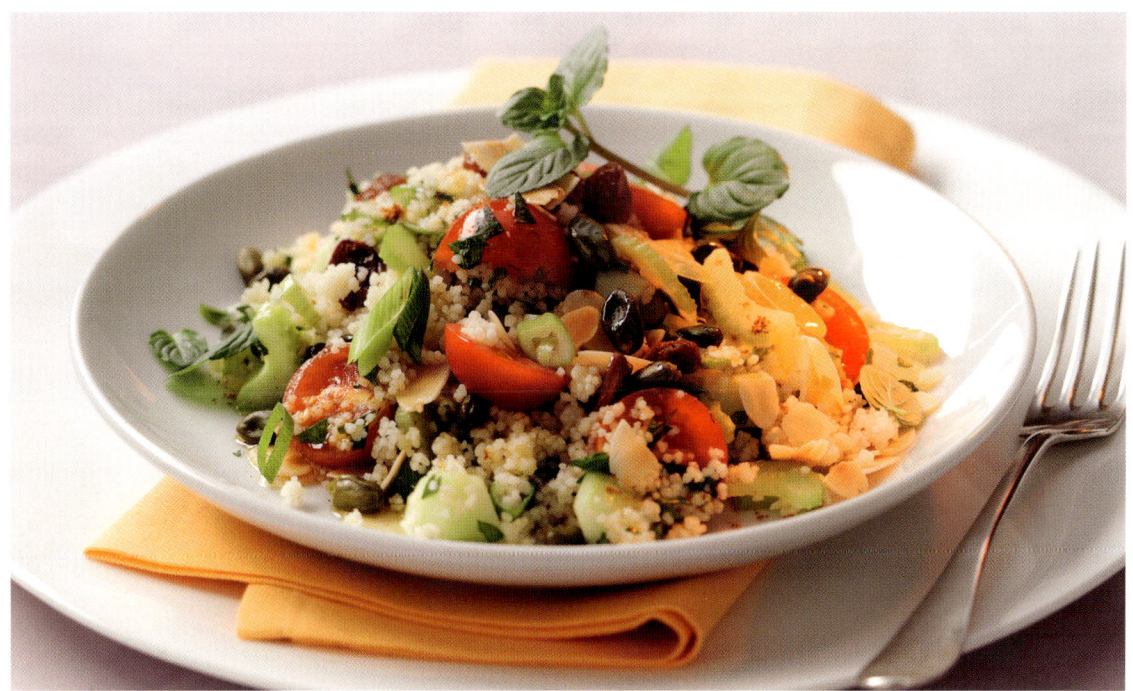

Couscoussalat mit Ras-el-Hanout

Pro Portion ca. 7 g Omega-3-Fettsäuren

Zutaten für 4 Personen:

1 TL getrocknete Hibiskusblüten · 2 EL Rosinen · 120 g Instant-Couscous · 175 ml Gemüsebrühe · 1 entkernte rote Chilischote · 150 g junger Stauden-sellerie · 200 g Kirschtomaten · 300 g Salatgurke · ½ Bund Frühlingszwiebeln · 1–2 EL Rotweinessig · 5 EL Vitalöl · Salz · Pfeffer aus der Mühle · ½–1 gestr. TL Ras-el-Hanout · Zucker · je 1 EL Minze und Petersilie (frisch geschnitten) · 2 EL Pistazien · 2 EL geröstete Mandelblättchen

1 Die Hibiskusblüten mit 80 ml kochendem Wasser übergießen, kurz ziehen lassen und abgießen. Die Rosinen darin einlegen.

2 Den Couscous in ⅛ l Brühe bei schwacher Hitze aufkochen. Die Chilischote dazugeben, vom Herd nehmen und zugedeckt etwa 7 Minuten quellen lassen. Etwas abkühlen lassen und mit einer Gabel auflockern.

3 Den Sellerie waschen, die Blätter abzupfen und beiseitelegen, die Stangen in dünne Scheiben schneiden. Die Tomaten waschen und halbieren. Gurke schälen, längs halbieren, entkernen und in Würfel schneiden. Die Frühlingszwiebeln putzen, waschen und in Scheiben schneiden.

4 Die restliche Brühe mit Essig und Vitalöl verrühren und mit Salz, Pfeffer, Ras-el-Hanout, 1 Prise Zucker und den Kräutern abschmecken. Couscous, Gemüse, Pistazien, abgetropfte Rosinen und Mandelblättchen mischen und die Marinade unterrühren.

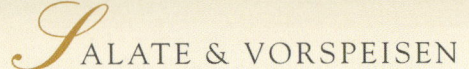

Weißer Stangenspargel mit Eiermarinade

Pro Portion ca. 6 g Omega-3-Fettsäuren

Zutaten für 4 Personen:
Für den Spargel: 12 Stangen weißer Spargel ·
2 EL Salz · 1½ EL Zucker

Für die Marinade: 2 Eier · 80 ml Gemüsebrühe ·
½ TL scharfer Senf · 1–2 EL Rotweinessig ·
3–4 EL Vitalöl · Salz · Pfeffer aus der Mühle · Zucker ·
1 Tomate · 1 EL Basilikum (frisch geschnitten)

Zum Anrichten: einige Basilikumblätter · 1 Handvoll
kleine Salatblätter

1 Für den Spargel die Spargelstangen schälen
und die holzigen Enden abschneiden. In
einem großen breiten Topf 3 l Wasser zum Kochen bringen und das Salz und den Zucker
hinzufügen. Die Spargelstangen darin je nach
Dicke 8 bis 10 Minuten garen.

2 Die Spargelstangen mit einem Schaumlöffel
herausnehmen, kalt abschrecken und gut abtropfen lassen.

3 Für die Marinade in einem kleinen Topf
Wasser zum Kochen bringen und die Eier
darin etwa 10 Minuten hart kochen. Die Eier
herausnehmen, kalt abschrecken und pellen.
Die Eier halbieren, Eiweiß und Eigelb trennen
und separat in kleine Würfel schneiden.

4 Die Brühe in einer kleinen Schüssel mit
dem Senf, dem Essig und dem Vitalöl mit
dem Schneebesen verrühren. Die Marinade
mit Salz, Pfeffer und 1 Prise Zucker herzhaft
abschmecken und zum Schluss die klein
geschnittenen Eier unterrühren.

5 Die Tomate kreuzweise einritzen, überbrüh-
ren, kalt abschrecken und häuten. Die Tomate
vierteln, entkernen und in kleine Würfel
schneiden. Die Tomatenwürfel zusammen mit
dem Basilikum unter die Eiermarinade mischen und gegebenenfalls etwas nachwürzen.

6 Das Basilikum und die Salatblätter waschen
und trocken schleudern. Je 3 Spargelstangen
auf einen großen Teller legen, mit der Eier-
rinade beträufeln und mit Basilikum und Sa-
latblättern garnieren. Nach Belieben frisches
oder leicht angeröstetes Baguette oder Cia-
batta dazu servieren.

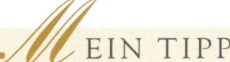

*M*EIN TIPP

Anstelle des weißen Spargels können Sie
ebenso gut grünen Spargel verwenden. Nach
Belieben können Sie das Gericht außerdem
mit je 1 bis 2 dünn geschnittenen Scheiben
gebeiztem Lachs variieren.

Hähnchenbrust auf Sellerie-Curry-Salat

Pro Portion ca. 9 g Omega-3-Fettsäuren

Zutaten für 4 Personen:

Für die Hähnchenbrust: 4 Hähnchenbrustfilets
(à 120 g; ohne Haut) · 2 EL braune Butter (s. Tipp
Seite 53) · 2 EL Vitalöl · ½ Knoblauchzehe (in
Scheiben) · 2 Scheiben Ingwer · ½ ausgekratzte
Vanilleschote · 1 Splitter Zimtrinde · 5 angedrückte
Kardamomkapseln · Salz · Pfeffer aus der Mühle

Für den Salat: 1 Knollensellerie (ca. 1 kg) ·
¼ l Gemüsebrühe · ⅓ Ananas (ca. 350 g) ·
2–3 TL mildes Currypulver · 80 g Frischkäse ·
100 g Sauerrahm · 100 g Naturjoghurt · 4 EL Vitalöl ·
Salz · mildes Chilipulver · Zucker · 1 TL Zitronensaft

Zum Anrichten: 2 EL Granatapfelkerne ·
einige Kerbelblättchen

1 Für die Hähnchenbrustfilets den Backofen
auf 100 °C vorheizen. Ein Ofengitter auf die
mittlere Schiene und darunter ein Abtropfblech schieben.

2 Die Hähnchenbrustfilets waschen und
trocken tupfen. 1 bis 2 TL braune Butter in
einer Pfanne erhitzen und die Hähnchenbrustfilets darin bei mittlerer Hitze rundum kurz
anbraten. Das Fleisch herausnehmen und auf
dem Gitter im Ofen 25 bis 30 Minuten saftig
durchziehen lassen.

3 Für den Selleriesalat den Sellerie putzen,
schälen und in feine Streifen hobeln oder
schneiden. 200 ml Brühe in einem Topf erhitzen und die Selleriestreifen darin unter
Rühren in einigen Minuten bissfest dünsten,
bis die Flüssigkeit verkocht ist. Den Sellerie
beiseite stellen und abkühlen lassen. Die
Ananas mit einem Messer schälen, den harten
Strunk entfernen und das Fruchtfleisch in
½ bis 1 cm dicke Scheiben schneiden. Die
Ananasscheiben mit der Faser in kurze Streifen schneiden und unter den Sellerie mischen.

4 Für die Marinade die restliche Brühe erwärmen, das Currypulver unterrühren und
1 Minute ziehen lassen. Den Frischkäse mit
Sauerrahm, Joghurt und Vitalöl zur Curry-
brühe geben und mit dem Stabmixer glänzend
pürieren. Die Marinade mit Salz, je 1 Prise
Chilipulver und Zucker sowie Zitronensaft
würzen. Unter die Sellerie-Ananas-Mischung
rühren und nach Belieben abschmecken.

5 In einer Pfanne bei milder Temperatur die
übrige braune Butter erwärmen. Knoblauch,
Ingwer, Vanille, Zimt und Kardamom dazugeben und kurz darin ziehen lassen. Das Vitalöl
dazugeben und die Mischung mit Salz und
Pfeffer würzen.

6 Die Hähnchenbrustfilets aus dem Ofen nehmen, in der Gewürzbutter wenden und schräg
in Scheiben schneiden. Den Salat auf lauwarme Teller verteilen und mit den Granatapfelkernen bestreuen. Die Fleischscheiben anlegen und mit der restlichen Gewürzbutter
beträufeln. Mit Kerbel garnieren.

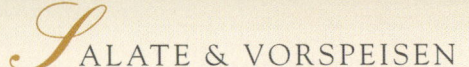

Geblätterter Kalbsrücken auf Spitzkohlsalat mit Minze und Sesam

---

Pro Portion ca. 6 g Omega-3-Fettsäuren

Zutaten für 4 Personen:

Für den Kalbsrücken: 800 g Kalbsrücken · 1–2 TL Öl ·
2 EL braune Butter (s. Tipp Seite 53) · 2 EL Vitalöl ·
mildes Chilisalz · je 1 Msp. abgeriebene unbehandelte
Zitronen- und Orangenschale · ½ Knoblauchzehe
(in Scheiben) · 2 Scheiben Ingwer

Für den Salat: 400 g Spitzkohl · 2 Karotten · Salz ·
1–2 EL helle Sesamsamen · je 1 EL Minze und
Petersilie (frisch geschnitten) · 1–2 EL Rotweinessig ·
2 EL Vitalöl · Pfeffer aus der Mühle · Zucker ·
milde Chiliflocken

1 Für den Kalbsrücken den Backofen auf
100°C vorheizen. Ein Ofengitter auf die mittlere Schiene und darunter ein Abtropfblech
schieben.

2 Das Öl in einer Pfanne erhitzen und den
Kalbsrücken darin bei mittlerer Hitze rundum
anbraten. Den Kalbsrücken herausnehmen
und auf dem Gitter im Ofen 1½ bis 2 Stunden
rosa garen.

3 Für den Salat den Spitzkohl putzen, halbieren oder vierteln und den harten Strunk entfernen. Den Kohl in feine Streifen schneiden
oder hobeln. Die Karotten putzen, schälen
und in feine Streifen schneiden oder hobeln.

4 Die Spitzkohlstreifen und die Karotten-
streifen in eine Schüssel geben, mit Salz
würzen und mit den Händen gut vermischen,
dabei etwas kneten. Den Salat 10 Minuten
ziehen lassen.

5 Inzwischen den Sesam in einer Pfanne
ohne Fett rösten, beiseitestellen und etwas
abkühlen lassen. Den Sesam mit Minze, Petersilie, Essig und dem Vitalöl unter den Salat
mischen und mit Salz, Pfeffer und je 1 Prise
Zucker und Chiliflocken abschmecken.

6 In einer Pfanne bei milder Temperatur die
braune Butter zerlassen. Die Butter mit Chilisalz würzen, die abgeriebene Zitronen- und
Orangenschale mit dem Knoblauch und dem
Ingwer hinzufügen und kurz darin ziehen lassen. Das Vitalöl untermischen.

7 Den Kalbsrücken aus dem Ofen nehmen,
in der Gewürzbutter wenden und in dünne
Scheiben schneiden. Die Fleischscheiben
leicht salzen und mit dem Krautsalat auf vorgewärmten Tellern anrichten. Mit der restlichen Gewürzbutter beträufeln.

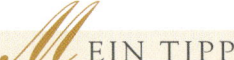

MEIN TIPP

**Als preiswertere Alternative können Sie
für diese Vorspeise auch zu Schweinerücken
(ohne Schwarte) greifen, der auf die gleiche
Weise wie der Kalbsrücken zubereitet wird.**

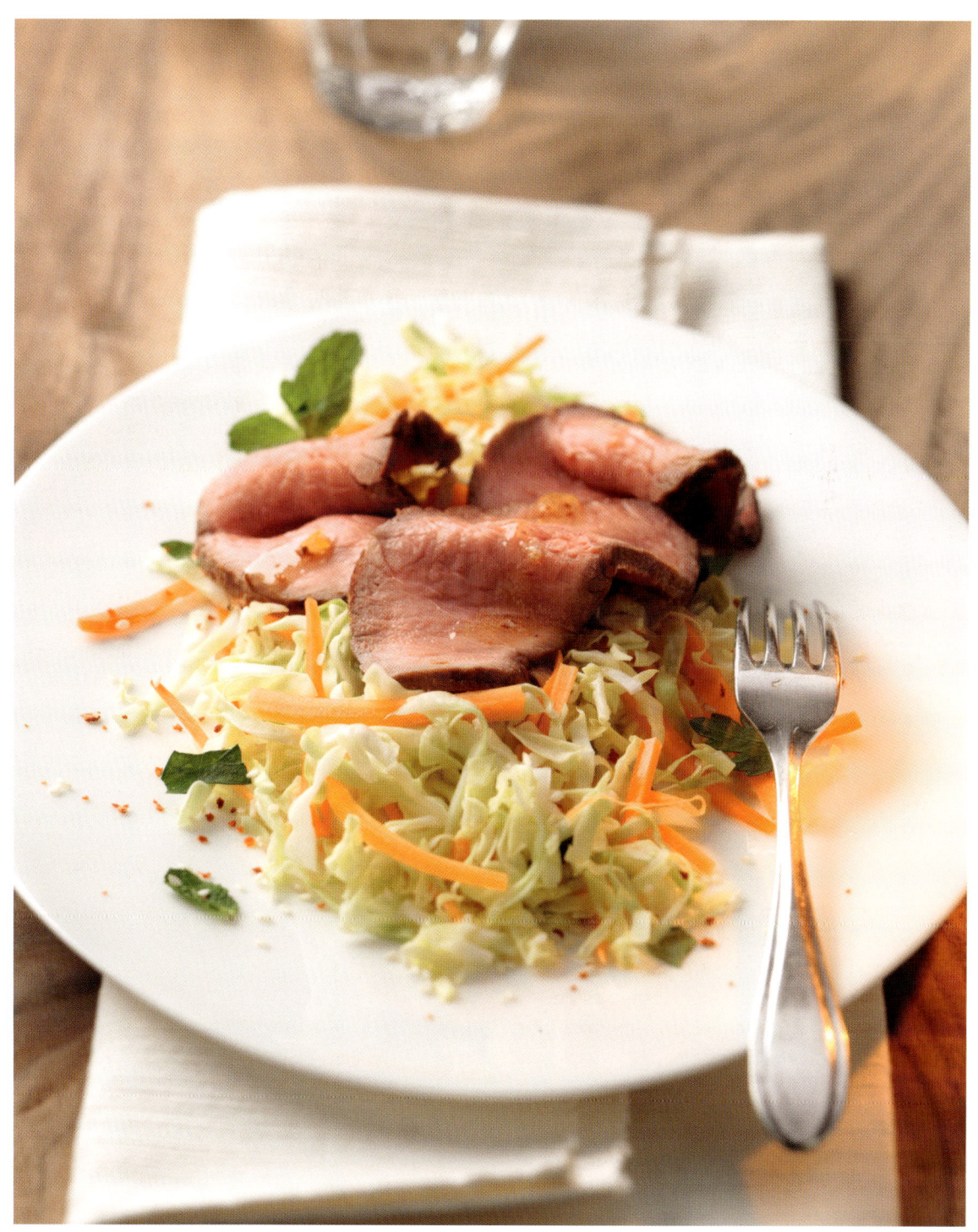

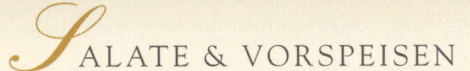
Marinierte Thunfischscheiben mit Joghurt-Wasabi-Dip und gebratenen Kartoffelwürfeln

---

Pro Portion ca. 11 g Omega-3-Fettsäuren

Zutaten für 4 Personen:

Für die Gewürzmühle: je 1 gestr. TL Koriander- und schwarze Pfefferkörner · je ½ TL Zimtsplitter und Fenchelsamen

Für den Wasabi-Dip: 80 g Frischkäse · 100 g Joghurt · 100 g Sauerrahm · 1 EL Vitalöl · 1 TL Wasabipaste · 1 Msp. Vanillemark · mildes Chilisalz

Für die Kartoffelwürfel: 250 g Kartoffeln · Salz · 1 Lorbeerblatt · 1 Chilischote · 1 EL braune Butter (s. Tipp Seite 53) · Pfeffer aus der Mühle

Für den Fisch: 2 Frühlingszwiebeln · 1 EL eingelegter Ingwer · 4 EL helle Sojasauce · 3 EL mildes Olivenöl · 3 EL Vitalöl · 500 g roher Thunfisch (Sushi-Qualität) · mildes Chilisalz

1 Für die Gewürzmühle die Koriander- und die Pfefferkörner, die Zimtsplitter und die Fenchelsamen in eine Gewürzmühle füllen.

2 Für den Wasabi-Dip den Frischkäse mit dem Joghurt und dem Sauerrahm in eine kleine Schüssel geben und glatt rühren. Das Vitalöl mit dem Wasabi und dem Vanillemark unterrühren und den Dip mit Chilisalz würzen. Bis zur Verwendung kühl stellen.

3 Für die Kartoffelwürfel die Kartoffeln schälen, waschen und in ½ bis 1 cm große Würfel schneiden. In einem Topf Salzwasser zum Kochen bringen und die Kartoffelwürfel mit dem Lorbeerblatt und der Chilischote etwa 4 Minuten garen. In ein Sieb abgießen, gut abtropfen lassen und die Gewürze wieder entfernen. In einer Pfanne die braune Butter bei mittlerer Hitze zerlassen und die Kartoffeln darin rundum knusprig anbraten. Mit Salz und Pfeffer würzen.

4 Für den Fisch die Frühlingszwiebeln putzen, waschen und in feine Ringe schneiden. Den Ingwer abtropfen lassen und in kleine Würfel schneiden. Die Sojasauce mit dem Olivenöl und dem Vitalöl in einer kleinen Schüssel verrühren.

5 Den Thunfisch waschen, trocken tupfen und in dünne Scheiben schneiden. Die Thunfischscheiben auf beiden Seiten mit reichlich Marinade bestreichen, auf flachen Tellern auslegen und mit etwas Chilisalz würzen. Mit den Frühlingszwiebelringen und dem Ingwer bestreuen und alles mit der Mischung aus der Mühle würzen. Zum Schluss den Wasabi-Dip darüberträufeln.

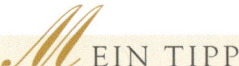

MEIN TIPP

Um aus dem Thunfisch ein Carpaccio zuzubereiten, muss man ihn nicht anfrieren. Er lässt sich sehr gut mit einem scharfen, feinen Messer in Scheiben schneiden und muss für dieses Gericht auch nicht unbedingt hauchdünn sein.

Marinierte Meeresfrüchte mit Staudensellerie und Zuckerschoten

Pro Portion ca. 6 g Omega-3-Fettsäuren

Zutaten für 4 Personen:

*1 kleiner Oktopus (ca. 1 kg) · ½ Zwiebel ·
1 Lorbeerblatt · 2 Nelken · Salz · 12 Riesengarnelen ·
1 kg Venusmuscheln · 100 g Zuckerschoten · 1 Karotte ·
1 Stange Staudensellerie · 2 EL Petersilie (frisch
geschnitten) · 2 EL Zitronensaft · 80 ml Gemüsebrühe
3 EL Vitalöl · Salz · Pfeffer aus der Mühle · Zucker ·
mildes Chilipulver*

1 Die Fangarme des Oktopus so vom Kopfteil abschneiden, dass sie noch gut zusammenhalten. Den Oktopus unter fließendem kaltem Wasser waschen und abtropfen lassen. Die Zwiebel schälen, das Lorbeerblatt darauflegen und mit den Nelken feststecken.

2 Den Oktopus mit der gespickten Zwiebel in reichlich kochendes Salzwasser geben und einmal aufkochen. Den Oktopus gut 1 Stunde sanft köcheln lassen, bis er weich ist. Aus dem Sud nehmen, etwas abkühlen lassen und in Scheiben schneiden.

3 Die Riesengarnelen schälen, am Rücken entlang einschneiden und den dunklen Darm entfernen. Die Garnelen waschen und in 80 bis 90 °C heißem Salzwasser etwa 2 Minuten garen. Die Garnelen in ein Sieb abgießen und gut abtropfen lassen.

4 Die Muscheln unter fließendem kaltem Wasser gründlich abbürsten, geöffnete Exemplare dabei aussortieren. In einem Topf 200 ml Salzwasser erhitzen, die Muscheln hineingeben, den Deckel auflegen und alles zum Ko-

chen bringen. Sobald sie sich nach einigen Minuten geöffnet haben, die Muscheln mit einem Schaumlöffel herausnehmen. Geschlossene Muscheln entfernen. Das Muschelfleisch aus den Schalen lösen und einige Muschelschalen als Dekoration aufbewahren.

5 Die Zuckerschoten putzen, waschen und schräg dritteln. Die Zuckerschoten in kochendem Salzwasser etwa 2 Minuten bissfest garen, in ein Sieb abgießen, kalt abschrecken und abtropfen lassen. Die Karotte putzen, schälen und in dünne Scheiben hobeln. Den Staudensellerie putzen, waschen und schräg in möglichst dünne Scheiben schneiden.

6 Die Oktopusstücke mit den Garnelen, dem Muschelfleisch, den Zuckerschoten, den Karotten, dem Staudensellerie und der Petersilie in einer Schüssel mischen.

7 Für die Marinade den Zitronensaft mit Brühe und Vitalöl verrühren und mit Salz, Pfeffer und je 1 Prise Zucker und Chilipulver würzen. Die Marinade mit den Meeresfrüchten und dem Gemüse mischen und 10 Minuten ziehen lassen. Eventuell etwas nachwürzen.

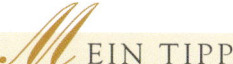

M EIN TIPP

Stechen Sie den Oktopus mit einer Fleischgabel an, um zu testen, ob er gar ist. Lässt sich die Gabel leicht herausziehen, können Sie ihn aus dem Sud nehmen.

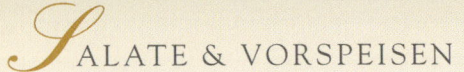

Artischocken mit Kräutervinaigrette und Cocktailsauce

Pro Portion ca. 10 g Omega-3-Fettsäuren

Zutaten für 4 Personen:

Für die Artischocken: Salz · 3 Zitronenscheiben ·
4 große Artischocken

Für die Vinaigrette: 2 EL Rotweinessig ·
1/4–1/2 TL Dijonsenf · Salz · Pfeffer aus der Mühle ·
Zucker · 5 EL Vitalöl · 1 Schalotte · 1 EL gemischte
Kräuter (z. B. Petersilie, Basilikum, Kerbel)

Für die Cocktailsauce: 200 g Frischkäse ·
80–100 ml Milch · 2 EL Vitalöl · 1/2–1 TL Sahnemeerrettich · 3 EL Tomatenketchup ·
1 Spritzer Orangensaft · 1 TL Zitronensaft ·
1 TL Cognac · 1 Msp. abgeriebene unbehandelte
Orangenschale · Chilisalz

1 Für die Artischocken in einem großen Topf
Salzwasser mit den Zitronenscheiben zum
Kochen bringen. Inzwischen von den Artischocken den Stiel abschneiden und dabei
auch den Boden etwas abflachen. Die kleinen
harten Blätter rund um den Stielansatz abzupfen. Die Artischocken in den Kochsud
legen und 50 bis 60 Minuten garen. Die Artischocken sind fertig, wenn sich die Blätter
leicht ablösen lassen. Die Artischocken beiseitestellen und bis zum Servieren im Kochsud liegen lassen.

2 Für die Vinaigrette den Essig mit dem Senf
in eine Schüssel geben und mit Salz, Pfeffer
und 1 Prise Zucker würzen. Das Vitalöl langsam mit dem Schneebesen unterrühren. Die
Schalotte schälen und in feine Würfel schneiden. Die Kräuter waschen, trocken schütteln

und fein hacken. Die Schalotte und die Kräuter unter die Vinaigrette rühren.

3 Für die Cocktailsauce den Frischkäse in
eine kleine Schüssel geben. Die Milch, das
Vitalöl, den Sahnemeerrettich, den Ketchup,
den Orangen- und den Zitronensaft, den
Cognac und die abgeriebene Orangenschale
hinzufügen und alles gut verrühren. Den
Dip mit Chilisalz würzen.

4 Die Vinaigrette und die Cocktailsauce auf
vier kleine Schälchen verteilen. Die Artischocken mit dem Schaumlöffel aus dem Kochsud
heben, kopfüber abtropfen lassen und auf
Vorspeiseteller setzen. Je 2 verschiedene
Dips dazustellen.

5 Von den Artischocken Blatt für Blatt abzupfen, mit dem unteren, fleischigen Ende in die
Kräutervinaigrette oder in die Cocktailsauce
eintauchen und mit den Zähnen abziehen.
Zum Schluss das ungenießbare Heu mit einem
Teelöffel vom Artischockenboden entfernen
und den Boden mit Messer und Gabel essen.

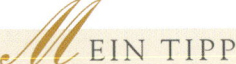
MEIN TIPP

Die Artischocken können sehr gut vorge-
kocht werden. Nach dem Kochen kühlen sie
im Sud aus und kurz vor dem Servieren werden sie darin kurz erhitzt.

Geeiste Gurken-Ingwer-Suppe

Pro Portion ca. 3 g Omega-3-Fettsäuren

Zutaten für 4 Personen:

Für die Suppe: 2 große Salatgurken (à 450–500 g) ·
1 EL eingelegter, abgetropfter Ingwer ·
1 EL milder Weinessig · 2 EL Vitalöl · ½ gehackte
Knoblauchzehe · Salz · Zucker · Chilipulver ·
50 g Sahne oder Naturjoghurt

Für die Brotwürfel: 2 Scheiben Toastbrot · 30 g Butter

Zum Anrichten: einige Dillzweige

1 Für die Suppe die Gurken schälen, der
Länge nach halbieren und die Kerne mit
einem Teelöffel entfernen. Die Gurken und
den Ingwer klein schneiden.

2 Die Gurken mit ¼ l kaltem Wasser, Essig,
Vitalöl und Knoblauch im Küchenmixer pürieren, gegebenenfalls noch etwas Wasser dazugeben. Den Ingwer unterrühren. Mit Salz und
je 1 Prise Zucker sowie Chilipulver würzen.

3 Die Sahne unter die Gurkensuppe rühren
und nach Belieben mit Essig und Gewürzen
abschmecken. Die Suppe kühl stellen.

4 Für die Brotwürfel das Toastbrot entrinden
und in ½ bis 1 cm große Würfel schneiden.
Die Butter in einer Pfanne erhitzen und die
Toastwürfel darin bei milder Hitze goldbraun
rösten. Auf Küchenpapier abtropfen lassen.

5 Die Suppe nochmals aufrühren, gegebenenfalls nachwürzen und in Suppentassen
füllen. Mit den Croûtons bestreuen und mit
Dillzweigen garniert servieren.

Samtige Kürbis-Paprika-Suppe

Pro Portion ca. 3 g Omega-3-Fettsäuren

Zutaten für 4 Personen:

2 rote Paprikaschoten · 600 g Butternuss- oder
Muskatkürbis · 900 ml Hühnerbrühe · 100 g Sahne ·
100 g Kokosmilch · 1 TL mildes Currypulver ·
Galgantpulver · 1 Knoblauchzehe (in Scheiben) ·
1 Splitter Zimtrinde · ½ ausgekratzte Vanilleschote ·
2 EL Vitalöl · Salz · mildes Chilipulver · 1 TL Butter ·
1 EL Petersilie (frisch geschnitten) · mildes Chilisalz

1 Für die Suppe die Paprikaschoten vierteln,
entkernen und mit einem Sparschäler schälen.
6 Viertel grob zerkleinern, den Rest beiseitestellen. Den Kürbis schälen, entkernen und
etwa 100 g für die Einlage beiseitestellen, den
Rest in Würfel schneiden.

2 Die groben Paprika- und Kürbiswürfel in
800 ml Brühe etwa 20 Minuten garen. Sahne,
Kokosmilch, Curry- und 1 Prise Galgantpulver
hinzufügen und die Kürbissuppe mit dem
Stabmixer pürieren. Knoblauch, Zimt und
Vanille kurz in der Suppe ziehen lassen und
wieder entfernen. Das Vitalöl untermixen
und mit Salz und Chilipulver abschmecken.

3 Das restliche Gemüse in etwa ½ cm große
Würfel schneiden und in der übrigen Brühe
einige Minuten weich köcheln, bis die Flüssigkeit fast verdampft ist. Vom Herd nehmen,
die Butter und die Petersilie unterrühren und
mit Chilisalz würzen. Die Suppe nochmals
mit dem Stabmixer aufschäumen und in vorgewärmten tiefen Tellern anrichten. Mit den
Gemüsewürfeln und nach Belieben zusätzlich mit Croûtons bestreuen.

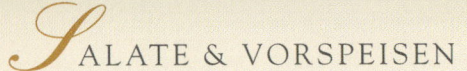

Marokkanische Zitronensuppe mit Safran und Mandeln

Pro Portion ca. 3 g Omega-3-Fettsäuren

Zutaten für 4 Personen:

Für die Suppe: 800 ml Hühnerbrühe · ½ Döschen
Safranfäden (0,05 g) · 200 g Sahne · 1 Knoblauchzehe
(in Scheiben) · 1 TL fein geriebener Ingwer ·
1 Msp. Vanillemark · Kurkumapulver ·
mildes Chilipulver · Salz · Pfeffer aus der Mühle ·
1 geh. EL Speisestärke · 3 EL helles Mandelmus ·
1 Streifen unbehandelte Zitronenschale · 2 EL Vitalöl ·
1 TL Zitronensaft · 2 EL Mandelblättchen

Für die Croûtons: 50 g Weißbrot · 2 EL mildes
Olivenöl · Salz · 1 Stück Zimtrinde

1 Für die Suppe die Brühe mit dem Safran
in einem Topf erhitzen und einige Minuten
ziehen lassen. Die Sahne, den Knoblauch, den
Ingwer und das Vanillemark hinzufügen und
die Brühe mit je 1 Prise Kurkuma- und Chilipulver, Salz und Pfeffer würzen. Die Suppe
aufkochen und mit dem Stabmixer pürieren.

2 Die Speisestärke mit wenig kaltem Wasser
glatt rühren und nach und nach in die leicht
köchelnde Suppe rühren, bis sie leicht sämig
ist. Die Suppe 1 bis 2 Minuten weiterköcheln
lassen. Das Mandelmus unterrühren. Die
Zitronenschale dazugeben, einige Minuten
ziehen lassen und wieder entfernen. Den Topf
vom Herd nehmen. Zum Schluss das Vitalöl
mit dem Stabmixer unterrühren. Die Suppe
mit Zitronensaft und Salz abschmecken.

3 Die Mandelblättchen in einer Pfanne ohne
Fett goldbraun rösten. Die Pfanne beiseitestellen und die Mandeln abkühlen lassen.

4 Für die Croûtons das Weißbrot in kleine
Würfel schneiden. Das Olivenöl in einer
Pfanne erhitzen und die Brotwürfel darin bei
mittlerer Hitze goldbraun rösten. Die Croûtons
mit 1 Prise Salz würzen und etwas Zimtrinde
fein darüberreiben.

5 Die Suppe nochmals mit dem Stabmixer
aufschäumen und auf vorgewärmte tiefe Teller
verteilen. Mit den Mandelblättchen und den
Croûtons bestreut servieren.

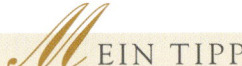

MEIN TIPP

Mandelmus ist in Bioläden und Reformhäusern aus geschälten oder ungeschälten
Mandeln erhältlich. Für diese feine Suppe
eignet sich ein Mandelmus aus geschälten
Mandeln besser, da es fast weiß ist und so
die schöne Farbe der Suppe erhalten bleibt.

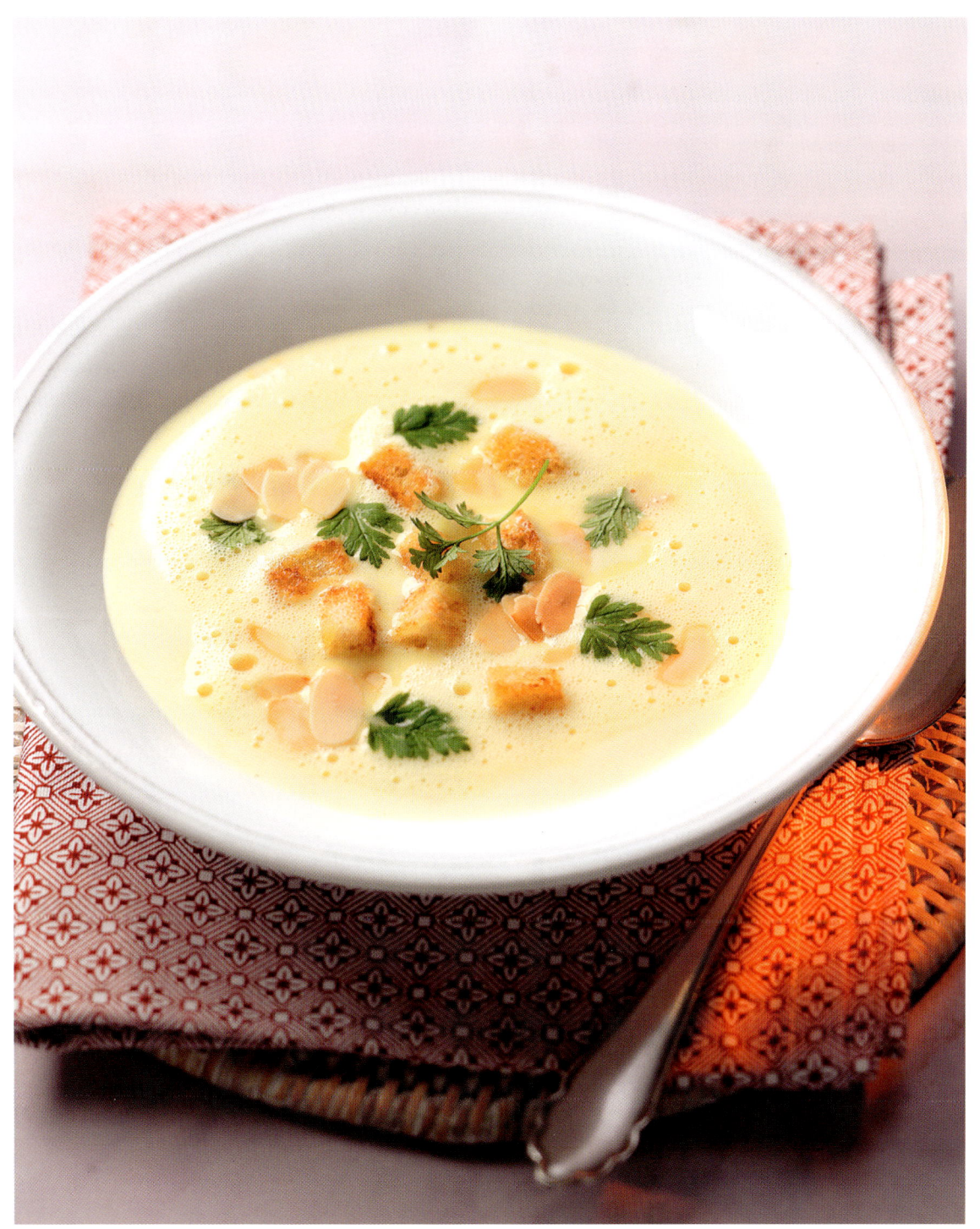

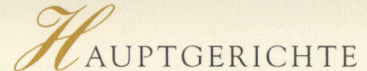

Rosa gebratene Rinderlende mit Wurzelgemüse

Pro Portion ca. 5 g Omega-3-Fettsäuren

Zutaten für 4 Personen:

Für die Rinderlende: 1,2 kg Rinderlende (Roastbeef; küchenfertig) · 1–2 EL Rapsöl · 2 EL braune Butter (s. Tipp Seite 53) · 2 EL Vitalöl · 1 Zweig Rosmarin · je 2 Streifen unbehandelte Zitronen- und Orangenschale · 1 Knoblauchzehe (in Scheiben) · 3 Scheiben Ingwer · mildes Chilisalz

Für das Gemüse: 1 Karotte · 1 gelbe Karotte · 300 g Knollensellerie · 2 Stangen Staudensellerie · Salz · 100 ml Gemüsebrühe · 1 ausgekratzte Vanille- schote · 1 halbierte Knoblauchzehe · 2 Scheiben Ingwer · 1 Streifen unbehandelte Zitronenschale · 1 EL braune Butter · 1 EL Vitalöl · Chilisalz

1 Für die Rinderlende den Backofen auf 100 °C vorheizen. Ein Ofengitter auf die mitt- lere Schiene und darunter ein Abtropfblech schieben.

2 Das Öl in einer Pfanne erhitzen und die Rinderlende darin bei mittlerer Hitze rundum anbraten. Das Fleisch aus der Pfanne nehmen und auf dem Gitter im Ofen etwa 2 Stunden rosa garen.

3 Inzwischen für das Wurzelgemüse die Ka- rotten und den Knollensellerie putzen, schälen und in formschöne Stücke schneiden. Den Staudensellerie putzen, waschen und schräg in 1 cm breite, lange Stücke schneiden.

4 In einem Topf Salzwasser zum Kochen brin- gen und den Staudensellerie darin bissfest garen. In ein Sieb abgießen, kalt abschrecken

und abtropfen lassen. Karotten und Knollen- sellerie mit der Brühe, der Vanilleschote, dem Knoblauch, dem Ingwer und der Zitronen- schale zugedeckt bei kleiner Hitze weich schmoren. Die ganzen Gewürze anschließend wieder entfernen.

5 Den Staudensellerie zum Schmorgemüse geben und darin erhitzen. Vom Herd nehmen. Die braune Butter mit dem Vitalöl hinzufügen, unterrühren und das Wurzelgemüse mit Chili- salz abschmecken.

6 Für die Rinderlende in einer Pfanne die braune Butter bei milder Hitze zerlassen. Das Vitalöl mit dem Rosmarinzweig, der Zitronen- und der Orangenschale, dem Knoblauch und dem Ingwer dazugeben und sanft erwärmen. Mit Chilisalz würzen.

7 Die Rinderlende aus dem Ofen nehmen und im Gewürzöl wenden. Das Fleisch in Scheiben schneiden und mit dem geschmorten Wurzel- gemüse auf vorgewärmten Tellern anrichten. Mit dem restlichen Gewürzöl beträufeln.

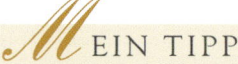MEIN TIPP

Die Rinderlende ist bei 58 bis 60 °C Kern- temperatur fertig. Sie kann anschließend bis zum Servieren sehr gut bei 70 °C Ofen- temperatur warm gehalten werden und bleibt dabei auch weiterhin rosa und saftig.

Gesottene Kalbsschulter mit Kürbispesto und gerösteten Leinsamen

---

Pro Portion ca. 3 g Omega-3-Fettsäuren

Zutaten für 4 Personen:

Für die Kalbsschulter: 1 EL Öl · 1 kg Schaufelbug vom Kalb · 4 l Gemüsebrühe · 2 Karotten · 1 Petersilienwurzel · 200 g Knollensellerie · 1 Stange Lauch · 2 braunschalige Zwiebeln · 2 Lorbeerblätter · ½ TL Wacholderbeeren · je ½ TL schwarze Pfeffer- und Pimentkörner · 1–2 EL Butter · Salz · Pfeffer aus der Mühle · frisch geriebene Muskatnuss

Für das Pesto: 2 Schalotten · 150 g Muskatkürbis · 2 EL Olivenöl · 1 kleines Lorbeerblatt · 1 Zacken Sternanis · 1 Gewürznelke (ohne Köpfchen) · 2 Scheiben Ingwer · 1–2 EL Mandelblättchen · 2 EL geriebener Parmesan · 2 EL Vitalöl · ½–1 TL Honig · 1 Msp. unbehandelte abgeriebene Orangenschale · mildes Chilisalz · frisch geriebene Muskatnuss · Salz

Zum Anrichten: 1 EL Leinsamen · Salz

1 Für die Kalbsschulter das Öl in einem Schmortopf erhitzen und das Fleisch darin rundum anbraten. So viel Brühe angießen, dass das Fleisch gut bedeckt ist. Bei milder Hitze knapp unter dem Siedepunkt etwa 2 Stunden ziehen lassen, bis das Fleisch weich ist. Den aufsteigenden Schaum abschöpfen.

2 Die Karotten, die Petersilienwurzel und den Knollensellerie putzen und schälen. Den Lauch waschen und dritteln, eine Zwiebel ungeschält quer halbieren und in einer unbeschichteten Pfanne ohne Fett auf der Schnittfläche leicht bräunen. Die zweite Zwiebel schälen und in grobe Würfel schneiden. Alle Gemüsesorten nach gut 1 Stunde Garzeit mit den Lorbeerblättern, Wacholderbeeren, Pfeffer- und Pimentkörnern in die Brühe geben.

3 Für das Pesto den Backofen auf 180 °C vorheizen. Die Schalotten schälen und in kleine Würfel schneiden. Den Kürbis schälen, entkernen und in 1 cm große Würfel schneiden. Die Schalotten im Olivenöl andünsten, den Kürbis und die Gewürze dazugeben und kurz mitdünsten. Auf einem Backblech verteilen und im Ofen etwa 30 Minuten garen, bis der Kürbis weich ist. Die Gewürze wieder entfernen.

4 Die Mandeln in einer Pfanne ohne Fett hell rösten und abkühlen lassen. Mandeln, Parmesan, Vitalöl und Olivenöl im Küchenmixer glatt rühren. Das Kürbis-Schalotten-Gemisch, den Honig und die Orangenschale dazugeben, mit etwas Chilisalz und Muskatnuss würzen und kurz zu einem grobkörnigen Pesto mixen.

5 Die Leinsamen in einer Pfanne ohne Fett etwa 2 Minuten anrösten. Leicht salzen und aus der Pfanne nehmen.

6 Das Fleisch herausnehmen, die Brühe durch ein feines Sieb gießen und mit Salz abschmecken. Lauch und Zwiebelhälften entfernen und das Fleisch in der Brühe warm halten. Das restliche Gemüse klein schneiden, mit 5 EL Brühe erwärmen, kurz vor dem Servieren die Butter unterrühren und mit Salz, Pfeffer und Muskatnuss würzen.

7 Das Fleisch in Scheiben schneiden und mit dem Gemüse in tiefen Tellern anrichten. Etwas Brühe darübergießen, das Kürbispesto außen herumträufeln und mit Leinsamen bestreuen.

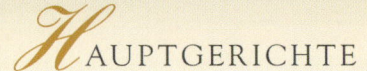

Gebratene Hendlkeulen auf Ofenkartoffeln mit Tomatenscheiben

Pro Portion ca. 3 g Omega-3-Fettsäuren

Zutaten für 4 Personen:

Für die Hähnchenkeulen: 1 kg kleine festkochende Kartoffeln · 2–3 EL mildes Olivenöl · Salz · 4 Hähnchenkeulen (à 200 g) · 2 TL Brathähnchen-Gewürzmischung (z. B. aus dem Gewürzeladen, s. Seite 89) · 2 EL braune Butter (s. Tipp Seite 53) · 2 Knoblauchzehen (in Scheiben) · 4 Scheiben Ingwer · 2–3 kleine Zweige Rosmarin · 4 Streifen unbehandelte Zitronenschale · milde Chiliflocken

Für die Tomaten: 2 EL Vitalöl · 2 EL mildes Olivenöl · 1 EL Basilikum (frisch geschnitten) · 4 Tomaten · mildes Chilisalz

1 Für die Hähnchenkeulen den Backofen auf 200 °C vorheizen. Ein Backblech mit Backpapier auslegen.

2 Die Kartoffeln waschen, ungeschält halbieren und in eine große Schüssel geben. Das Olivenöl hinzufügen, die Kartoffeln mit Salz würzen und alles gut mischen. Die Kartoffeln auf dem Backblech verteilen.

3 Die Hähnchenkeulen waschen, trocken tupfen und rundum leicht salzen. Die Keulen auf die Kartoffeln legen und im Ofen auf der mittleren Schiene 35 Minuten garen.

4 Die Backofentemperatur auf 220 °C erhöhen. Die Brathähnchen-Gewürzmischung mit der braunen Butter vermischen und die Hähnchenkeulen damit bestreichen. Die Knoblauchscheiben, den Ingwer, den Rosmarin und

die Zitronenschale unter die Kartoffeln mischen und alles weitere 10 Minuten garen.

5 Inzwischen für die Tomaten das Vitalöl mit 1 EL Olivenöl verrühren und das Basilikum unterrühren. Die Tomaten waschen, trocken reiben und die Stielansätze entfernen. Die Tomaten quer in ½ cm dicke Scheiben schneiden. In einer großen Pfanne das restliche Olivenöl erhitzen und die Tomatenscheiben darin bei mittlerer Hitze nebeneinander auf beiden Seiten etwa ½ Minute anbraten.

6 Am Ende der Garzeit die ganzen Gewürze wieder aus den Kartoffeln entfernen und die Kartoffeln mit 1 Prise Chiliflocken würzen.

7 Die Tomatenscheiben auf vorgewärmte Teller verteilen, mit etwas Chilisalz würzen und mit dem Basilikumöl beträufeln. Die Kartoffeln darauf verteilen und die Hähnchenkeulen daneben anrichten.

MEIN TIPP

Die Mischung aus der braunen Butter und der Brathähnchen-Gewürzmischung eignet sich auch gut für die Zubereitung eines ganzen Brathähnchens. Das ganze Hähnchen salzen und im Backofen bei 160 °C (Ober- und Unterhitze) 1 Stunde 15 Minuten garen. Die Temperatur auf 200 °C erhöhen, und das Hähnchen weitere 10 Minuten garen. Die Gewürzmischung aufstreichen und nochmals 10 Minuten garen.

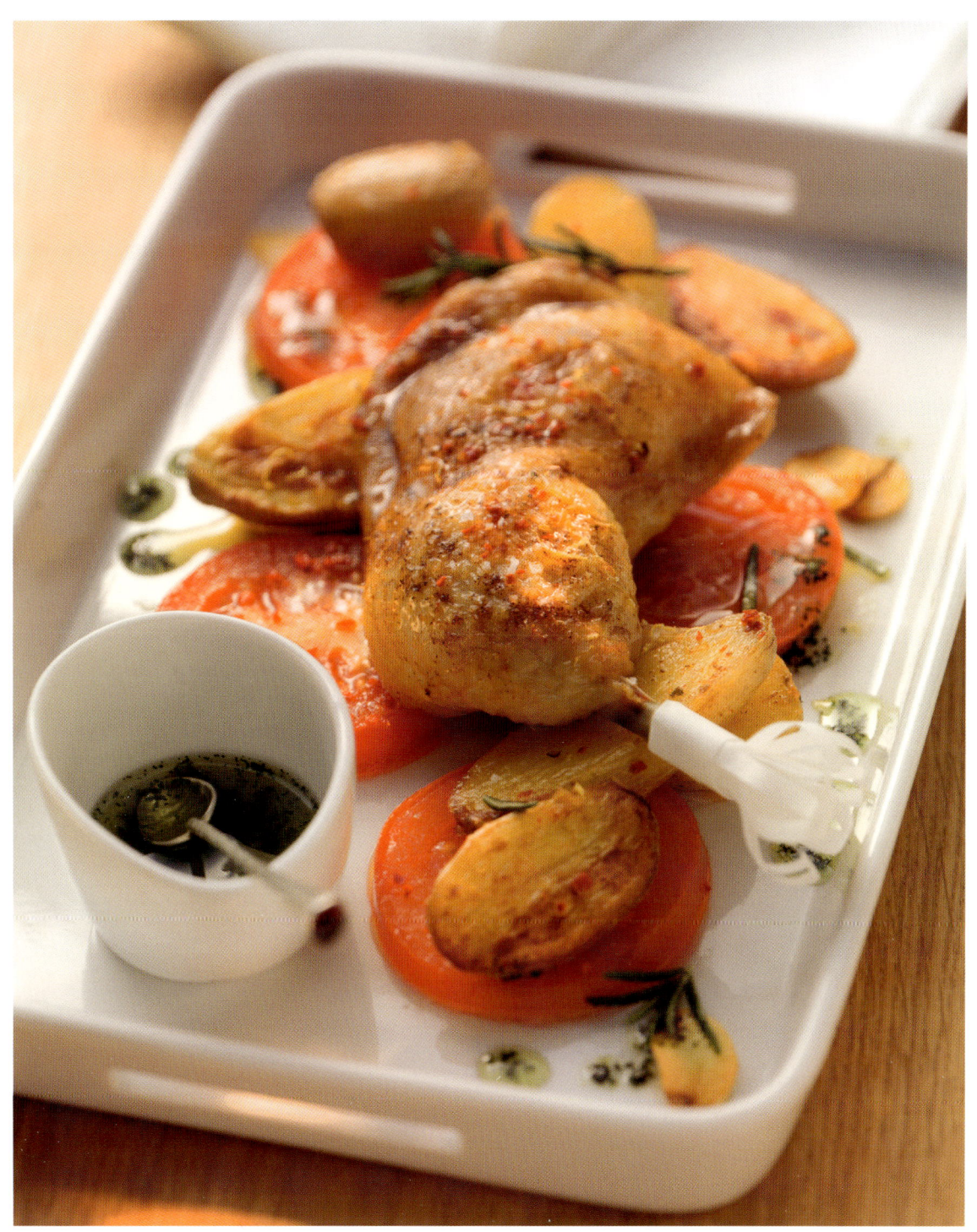

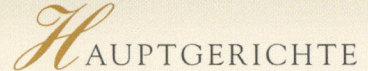

Gebratener Lammrücken auf Champignon-Spinat

Pro Portion ca. 5 g Omega-3-Fettsäuren

Zutaten für 4 Personen:

*Für den Lammrücken: 500 g Lammrückenfilet ·
2–3 EL braune Butter (s. Tipp Seite 53) · 2 EL Vitalöl ·
2 Zweige Thymian · 1 Knoblauchzehe (in Scheiben) ·
1 Scheibe Ingwer · ¼ Vanilleschote · 1 Streifen
unbehandelte Zitronenschale · Chilisalz*

*Für den Spinat: 400 g junger Blattspinat ·
2 Schalotten · 120 g kleine feste Champignons ·
2 EL braune Butter · Salz · Pfeffer aus der Mühle ·
gemahlener Kümmel · 1 Msp. abgeriebene
unbehandelte Zitronenschale · mildes Chilisalz ·
1 EL Butter · 1 EL Vitalöl*

1 Für den Lammrücken den Backofen auf
100 °C vorheizen. Ein Ofengitter auf die mittlere Schiene und darunter ein Abtropfblech
schieben. 1 bis 2 TL braune Butter in einer
Pfanne erhitzen und die Lammrückenfilets
darin bei mittlerer Hitze rundum anbraten.
Das Lammfleisch herausnehmen und auf dem
Gitter im Ofen 20 bis 30 Minuten rosa garen.

2 Inzwischen für den Spinat die Spinatblätter
verlesen, waschen und trocken schleudern,
grobe Stiele entfernen. Die Schalotten schälen
und in feine Würfel schneiden. Die Champignons putzen, trocken abreiben und in ½ cm
dicke Scheiben schneiden.

3 In einer großen tiefen Pfanne 1 EL braune
Butter erhitzen und die Champignons darin
2 Minuten anbraten. Mit Salz, Pfeffer, 1 Prise
gemahlenem Kümmel und der abgeriebenen
Zitronenschale würzen. Die Pilze aus der

Pfanne nehmen. Die Schalotten in der restlichen braunen Butter bei milder Hitze andünsten. Den Spinat dazugeben und 1 bis
2 Minuten mitdünsten. Die angebratenen
Champignons dazugeben und kurz miterhitzen. Den Champignon-Spinat mit etwas Chilisalz würzen und vom Herd nehmen. Zuletzt
die Butter und das Vitalöl untermischen.

4 Für den Lammrücken die braune Butter
mit dem Thymian, Knoblauch, Ingwer, Vanille,
Zitronenschale und dem Chilisalz in einer
Pfanne erwärmen. Das Vitalöl untermischen.
Die Lammfilets aus dem Ofen nehmen, im Gewürzöl wenden und schräg in dickere Scheiben schneiden.

5 Den Champignon-Spinat auf vorgewärmte
Teller verteilen und die Filetscheiben daraufsetzen. Mit dem restlichen Gewürzöl beträufeln und servieren.

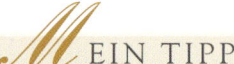EIN TIPP

Die Aromen der Gewürze und Kräuter
im Gewürzöl entfalten sich am besten
bei Wärme. Deshalb sollte das Butter-Öl-
Gemisch leicht erwärmt werden. Auf keinen
Fall darf es jedoch überhitzt werden, um
die wertvollen Inhaltsstoffe des Vitalöls
nicht zu zerstören!

Saibling aus dem Ofen auf Kartoffel-Zitronen-Püree mit Sesam-Schalotten-Öl

Pro Portion ca. 3 g Omega-3-Fettsäuren

Zutaten für 4 Personen:

*Für das Püree: 1 kg mehligkochende Kartoffeln · Salz ·
¹/₂ TL ganzer Kümmel · ¹/₄ l Milch · abgeriebene
Schale von 1 unbehandelten Zitrone · 1 EL Butter ·
2 EL braune Butter (s. Tipp Seite 53) · frisch geriebene
Muskatnuss*

*Für das Öl: 1 EL helle Sesamsamen · 3 Schalotten ·
2 EL braune Butter · 2 EL Vitalöl · 1 EL Kerbel (frisch
geschnitten) · mildes Chilisalz*

*Für den Fisch: 1 EL Butter · 6 Saiblingsfilets (à 100 g;
ohne Haut und Gräten) · mildes Chilisalz*

1 Für das Püree die Kartoffeln waschen und
in einem Topf in Salzwasser mit dem ganzen
Kümmel weich garen.

2 Inzwischen für das Öl die Sesamsamen in
einer Pfanne ohne Fett goldbraun rösten.
Die Schalotten schälen und in kleine Würfel
schneiden. Die Schalotten in einer zweiten
Pfanne mit etwa 80 ml Wasser einige Minuten
weich dünsten, bis das Wasser verdampft ist
und die Schalotten glasig sind. Die Pfanne
vom Herd nehmen, den Sesam, die braune
Butter und das Vitalöl mit den Schalotten verrühren. Den Kerbel hinzufügen und das Öl
mit Chilisalz würzen.

3 Für den Fisch den Backofen auf 80 °C vorheizen. Ein Backblech mit der Butter einfetten.

4 Die Saiblingsfilets waschen und trocken
tupfen. Die Filets auf dem Backblech verteilen
und mit Frischhaltefolie bedecken. Die Saiblingsfilets im Ofen auf der mittleren Schiene
15 bis 20 Minuten saftig garen.

5 Die Kartoffeln abgießen, kurz ausdampfen
lassen, möglichst heiß pellen und durch die
Kartoffelpresse in eine Schüssel drücken. Die
Milch erhitzen, mit einem Kochlöffel unter die
Kartoffeln rühren und die abgeriebene Zitronenschale, die Butter und die braune Butter
hinzufügen. Das Püree mit Salz und Muskatnuss würzen.

6 Die Saiblingsfilets aus dem Ofen nehmen
und mit Chilisalz würzen. Das Kartoffelpüree
auf vorgewärmten Tellern anrichten, die Saiblingsfilets daraufsetzen und mit dem Sesam-
Schalotten-Öl beträufeln.

Mein Tipp

Auf die gleiche Weise können Sie auch
Forellen-, Lachs- oder Zanderfilets (ohne
Haut und Gräten) zubereiten. Der Zander hat
eine um etwa 5 Minuten längere Garzeit.

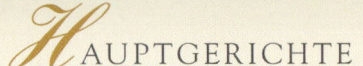

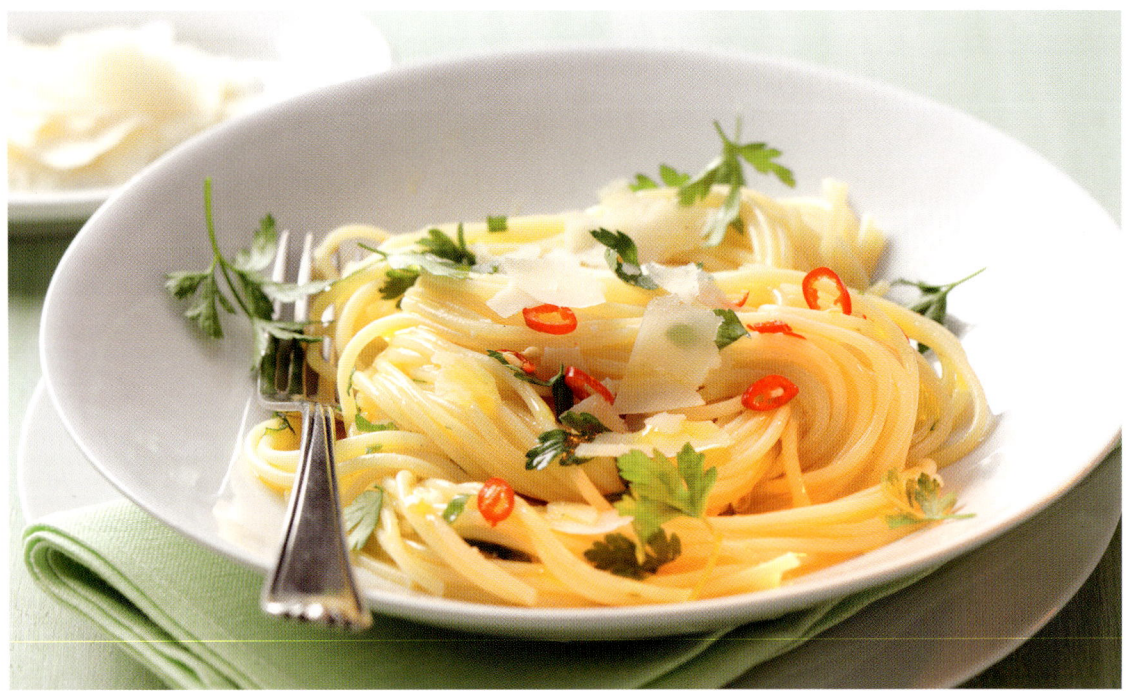

Spaghetti aglio e olio

Pro Portion ca. 3 g Omega-3-Fettsäuren

Zutaten für 4 Personen:

*500 g Spaghetti · Salz · 3 Scheiben Ingwer · 2 ge-
trocknete rote Chilischoten · 1 Lorbeerblatt · 300 ml
Hühnerbrühe · 1 gehäufter EL Aglio-e-olio-Gewürz-
mischung (z. B. aus dem Gewürzeladen, s. Seite 89) ·
1–2 EL Petersilie (frisch geschnitten) · 2 EL Vitalöl ·
1 EL mildes Olivenöl · 40 g Parmesan (am Stück)*

1 Die Spaghetti in reichlich kochendem Salzwasser mit Ingwer, Chili und Lorbeerblatt
2 Minuten kürzer, als auf der Packungsanwei-
sung angegeben, garen, dabei gelegentlich
umrühren. In ein Sieb abgießen und kurz abtropfen lassen. Die Gewürze wieder entfernen.

2 Die Brühe mit der Gewürzmischung und
der Petersilie aufkochen. Die Spaghetti dazugeben und kochen lassen, bis die Flüssigkeit
fast vollständig verdampft ist. Den Topf vom
Herd nehmen. Das Vitalöl und das Olivenöl
unter die Nudeln rühren.

3 Die Spaghetti in vorgewärmten tiefen Tellern anrichten und den Parmesan darüberreiben. Nach Belieben mit Petersilienblättern und
Chilischotenringen garniert servieren.

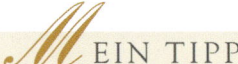
MEIN TIPP

Dieses einfache, aber immer wieder gute
Nudelgericht lässt sich wunderbar mit Toma-
tenwürfeln, Kapern, gehackten Oliven und
1 Prise Oregano variieren.

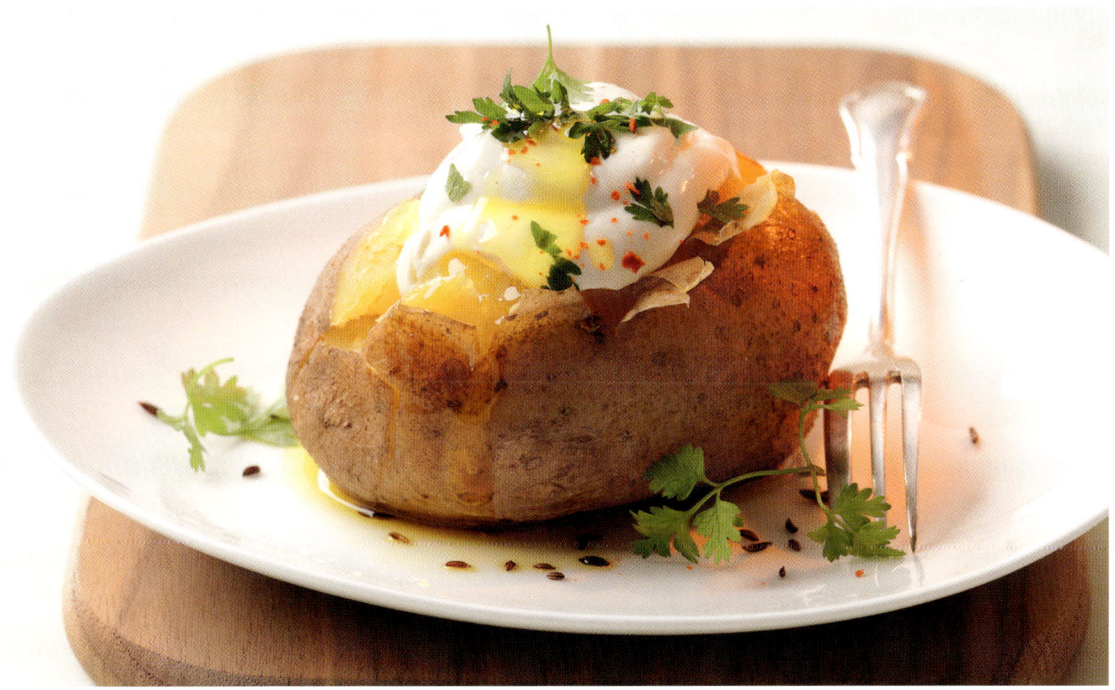

Gewürzquark mit Folienkartoffeln

Pro Portion ca. 3 g Omega-3-Fettsäuren

Zutaten für 4 Personen:

8 große Kartoffeln (ca. 1,2 kg) · 1–2 TL ganzer Kümmel · 1 EL Salz · 500 g Magerquark · 2 EL Vitalöl · einige Ingwertropfen (z. B. aus dem Gewürzeladen, s. Seite 89; ersatzweise 1 Prise getrocknetes Ingwerpulver oder etwas frischer, fein geriebener Ingwer) · Salz · milde Chiliflocken (oder Chilipulver) · 100 ml Gemüsebrühe · 1–2 EL Kräuterquark-Gewürzmischung (z. B. aus dem Gewürzeladen, s. Seite 89)

1 Den Backofen auf 200°C vorheizen. Die Kartoffeln gründlich waschen, abtropfen lassen und einzeln mit einigen Kümmelsamen und etwas Salz in Alufolie wickeln. Die Kartof-feln auf ein Backblech legen und Im Ofen auf der mittleren Schiene 1 bis 1½ Stunden garen.

2 Den Quark mit dem Vitalöl, den Ingwertropfen, etwas Salz und 1 Prise Chiliflocken in eine Schüssel geben und verrühren.

3 Die Brühe in einem kleinen Topf erwärmen, die Gewürzmischung dazugeben und 1 bis 2 Minuten quellen lassen. Die Mischung mit dem Stabmixer unter den Quark rühren, bis er glänzt. Nach Belieben abschmecken.

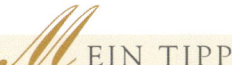

MEIN TIPP

Unter den Gewürzquark können Sie nach Belieben noch frische Kräuter mischen. Sehr gut passt zum Beispiel Petersilie, Schnittlauch, Kerbel oder Basilikum dazu.

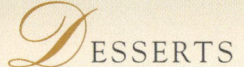

Bunte Früchte mit Vitalöl und Pfeffer

Pro Portion ca. 6 g Omega-3-Fettsäuren

Zutaten für 4 Personen:
*⅓ Ananas · ½ reife Papaya · ½ reife Mango ·
1 Pitahaya · 2 Kiwis · 10 Kapstachelbeeren ·
3–4 EL Vitalöl · schwarzer Pfeffer aus der Mühle*

1 Die Ananas schälen und den harten Strunk entfernen. Die Papaya und die Mango schälen. Die Papaya mit einem Esslöffel entkernen, das Mangofruchtfleisch vom Stein schneiden. Die Pitahaya und die Kiwis schälen. Die Kapstachelbeeren waschen und trocken tupfen.

2 Die Früchte in dekorative Stücke schneiden und auf Desserttellern anrichten. Das Obst mit dem Vitalöl beträufeln und etwas Pfeffer aus der Mühle grob darüber mahlen.

M EIN TIPP

Bei der Auswahl der Früchte haben Sie selbstverständlich freie Hand. Wichtig ist bei diesem Dessert nur, dass das Obst auch wirklich reif ist. Außerdem sollten die Früchte Zimmertemperatur haben, wenn sie zubereitet werden, damit sich dann ihr Aroma noch besser entwickelt. Sie können dazu auch noch ein Kokosnusseis, Mandeleis oder Vanilleeis servieren.

Limettenmousse mit Mango-Papaya-Tatar

Pro Portion ca. 2 g Omega-3-Fettsäuren

Zutaten für 4 Personen:
*Für die Mousse: 200 g Sahne · 200 g Sauerrahm ·
1 EL Vitalöl · abgeriebene Schale von 1 kleinen
unbehandelten Limette · 50 g gesiebter Puderzucker ·
2 Blatt Gelatine · 3 EL Limettensaft*

*Für das Tatar: ½ reife Papaya · ½ reife Mango ·
1 Spritzer Limettensaft · 1 TL Vitalöl ·
1 EL Orangensaft*

1 Für die Mousse 80 g Sahne mit Sauerrahm, Vitalöl, Limettenschale und Puderzucker in einem Rührbecher mit dem Stabmixer glänzend aufschlagen. Die Gelatine in kaltem Wasser einweichen. Den Limettensaft erwärmen und vom Herd nehmen. Die ausgedrückte Gelatine darin auflösen und zügig in die Sauerrahmmischung rühren. Die restliche Sahne cremig aufschlagen und locker unterheben.

2 Metallringe von etwa 8 cm Durchmesser auf einen mit Backpapier belegten Teller setzen und mit der Mousse füllen. Die Limettenmousse 1 bis 2 Stunden kühl stellen.

3 Für das Tatar die Papaya und die Mango schälen, entkernen, in etwa ½ cm große Würfel schneiden und mit Limettensaft und Vitalöl vermischen. Ein Viertel der Früchte mit dem Stabmixer pürieren. Den Orangensaft zufügen.

4 Die Mousse auf Teller setzen und die Ringe abziehen. Mit zwei Esslöffeln das Fruchttatar zu Nocken formen und auf die Mousse setzen. Das Fruchtpüree außen herumträufeln.

Marzipancreme mit eingelegten Kirschen und karamellisiertem Strudelblatt

Pro Portion ca. 2 g Omega-3-Fettsäuren

Zutaten für 4 Personen:

Für die Creme: 2 Blatt Gelatine · 60 g Marzipanrohmasse · 150 g Vollmilch · 1 EL Vitalöl · 1 EL Amaretto (ital. Mandellikör) · 125 g Sahne

Für die Kirschen: 125 g Zucker · 2 EL Speisestärke · 1/8 l Rotwein · 1/8 l roter Portwein · 3 EL Cassislikör · 45 ml Orangensaft · 1–2 EL Zitronensaft · 1 kleines Stück Zimtstange · 1/4 Vanilleschote · 200 g entsteinte Kirschen (ersatzweise Kirschen aus dem Glas)

Für die Strudelblätter: 1 Blatt Strudelteig (20 x 20 cm; aus dem Kühlregal) · 1 EL Butter · 1 Msp. Zimtpulver · 2 EL Puderzucker

Zum Anrichten: 1 EL geschälte, gemahlene Mandeln · Puderzucker zum Bestäuben

1 Für die Marzipancreme die Gelatine in kaltem Wasser einweichen. Die Marzipanrohmasse grob zerkleinern, mit der Milch und dem Vitalöl in einen hohen Rührbecher geben und mit dem Stabmixer glatt rühren. Etwas Marzipanmilch in einem kleinen Topf erwärmen und die ausgedrückte Gelatine darin unter Rühren auflösen. Die Mischung zur restlichen Marzipanmilch geben, den Amaretto unterrühren und abkühlen lassen. Die Sahne halbsteif schlagen.

2 Sobald die Mandelmilch zu gelieren beginnt, 1/3 der Sahne mit einem Schneebesen unterrühren, den Rest vorsichtig unterheben. Die Marzipancreme in flache Portionsförmchen (ca. 10 cm Durchmesser und 2 cm hoch) füllen und mindestens 2 Stunden kühl stellen.

3 Für die Kirschen den Zucker mit 60 ml Wasser in einen kleinen Topf geben und bei mittlerer Hitze zu einem hellen Karamell kochen.

4 Die Stärke mit etwas Rotwein glatt rühren. Den restlichen Rotwein, Portwein, Cassislikör, Orangen- und den Zitronensaft zum Karamell geben und leicht sieden lassen, bis sich der Karamell nach 1 bis 2 Minuten auflöst.

5 Die angerührte Stärke nach und nach in die köchelnde Flüssigkeit einrühren und etwa 1 Minute köcheln lassen. Die Gewürze dazugeben, den Topf vom Herd nehmen und 5 bis 10 Minuten ziehen lassen. Währenddessen die Kirschen waschen, halbieren und entsteinen. Den Fond durch ein Sieb gießen, mit den Kirschen mischen und abkühlen lassen.

6 Für die Strudelblätter den Backofengrill einschalten. Das Strudelblatt auf ein gebuttertes Backblech legen. Zimtpulver und Puderzucker vermischen und das Strudelblatt damit dicht bestäuben. Das Strudelblatt im Ofen auf der untersten Schiene einige Minuten gold braun überbacken, abkühlen lassen und in Stücke brechen.

7 Die Förmchen mit der Marzipancreme einige Sekunden bis zum oberen Rand in siedend heißes Wasser tauchen. Die Creme auf Dessertteller stürzen, mit gemahlenen Mandeln bestreuen und mit Puderzucker bestäuben. Die Kirschen außen herum verteilen und die Strudelblätter anlegen.

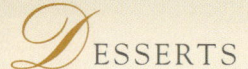

Mohncreme mit marinierten Winterfrüchten

Pro Portion ca. 2 g Omega-3-Fettsäuren

Zutaten für 4 Personen:

Für die Creme: 50 ml Milch · 2 EL gemahlener Mohn ·
1 Msp. Vanillemark · ¼ TL frisch geriebene Zimtrinde (ersatzweise Zimtpulver) · 1 TL abgeriebene
unbehandelte Orangenschale · 2 Blatt Gelatine ·
250 g Magerquark · 80 g Honig · 1 EL Vitalöl ·
200 g Sahne

Für die Früchte: 2 Mandarinen · 2 EL Mandeln
(ungehäutet) · 4 Orangen · 1 Sternfrucht · 1 TL Speisestärke · 1 Msp. Vanillemark · 1 Zimtsplitter ·
1 Zacken Sternanis · 1–2 EL Honig · 2 EL abgetropfte
Amarenakirschen · 1 EL Pistazien · 1 TL Orangenlikör

1 Für die Creme die Milch mit dem Mohn,
dem Vanillemark, Zimt und der Orangenschale
in einen Topf geben und kurz aufkochen. Vom
Herd nehmen, einige Minuten ziehen lassen
und die ganzen Gewürze wieder entfernen.
Die Gelatine in kaltem Wasser einweichen,
ausdrücken und unter Rühren in der warmen
Mohnmilch auflösen.

2 Die Mohnmilch in eine Rührschüssel
geben, den Quark, den Honig und das Vitalöl
hinzufügen und alles mit dem Stabmixer oder
dem Handrührgerät glänzend mixen. Die
Sahne cremig schlagen und mit dem Schneebesen unter den Mohnquark heben. Die
Mohncreme in Portionsförmchen füllen und
mehrere Stunden kühl stellen.

3 Für die Winterfrüchte die Mandarinen schälen, in die einzelnen Segmente teilen und die
feinen weißen Schalenreste abziehen. Die

Mandeln 2 bis 3 Minuten in kochend heißes
Wasser legen, in ein Sieb abgießen und noch
warm häuten.

4 Von 2 Orangen den Saft auspressen. Die
restlichen Orangen so großzügig schälen, dass
auch die weiße Haut mit entfernt wird, und
die Fruchtfilets aus den Trennhäuten schneiden. Die Fruchtfilets in einem Sieb abtropfen
lassen, den Saft dabei auffangen. Die Oran-
genreste ebenfalls auspressen. Den gesamten
Orangensaft in einen Topf geben. Die Sternfrucht waschen und in Scheiben schneiden.

5 Die Speisestärke mit wenig Orangensaft
glatt rühren. Zwei Drittel des restlichen Oran-
gensafts in einem Topf aufkochen und die
Speisestärke nach und nach in den kochenden
Orangensaft rühren. Das Vanillemark, den
Zimt und den Sternanis hinzufügen und die
Orangensauce 2 bis 3 Minuten sanft köcheln
lassen. Vom Herd nehmen, den restlichen
Saft und den Honig unterrühren und aus-
kühlen lassen.

6 Die Mandarinenspalten, die Orangenfilets,
die Sternfruchtscheiben, die Amarenakirschen, die Mandelkerne und die Pistazien
unter die Orangensauce mischen und mit dem
Orangenlikör abschmecken.

7 Die Förmchen mit der Mohncreme einige
Sekunden bis zum oberen Rand in siedend
heißes Wasser tauchen. Die Creme auf Dessertteller stürzen und das winterliche Kompott
außen herum verteilen.

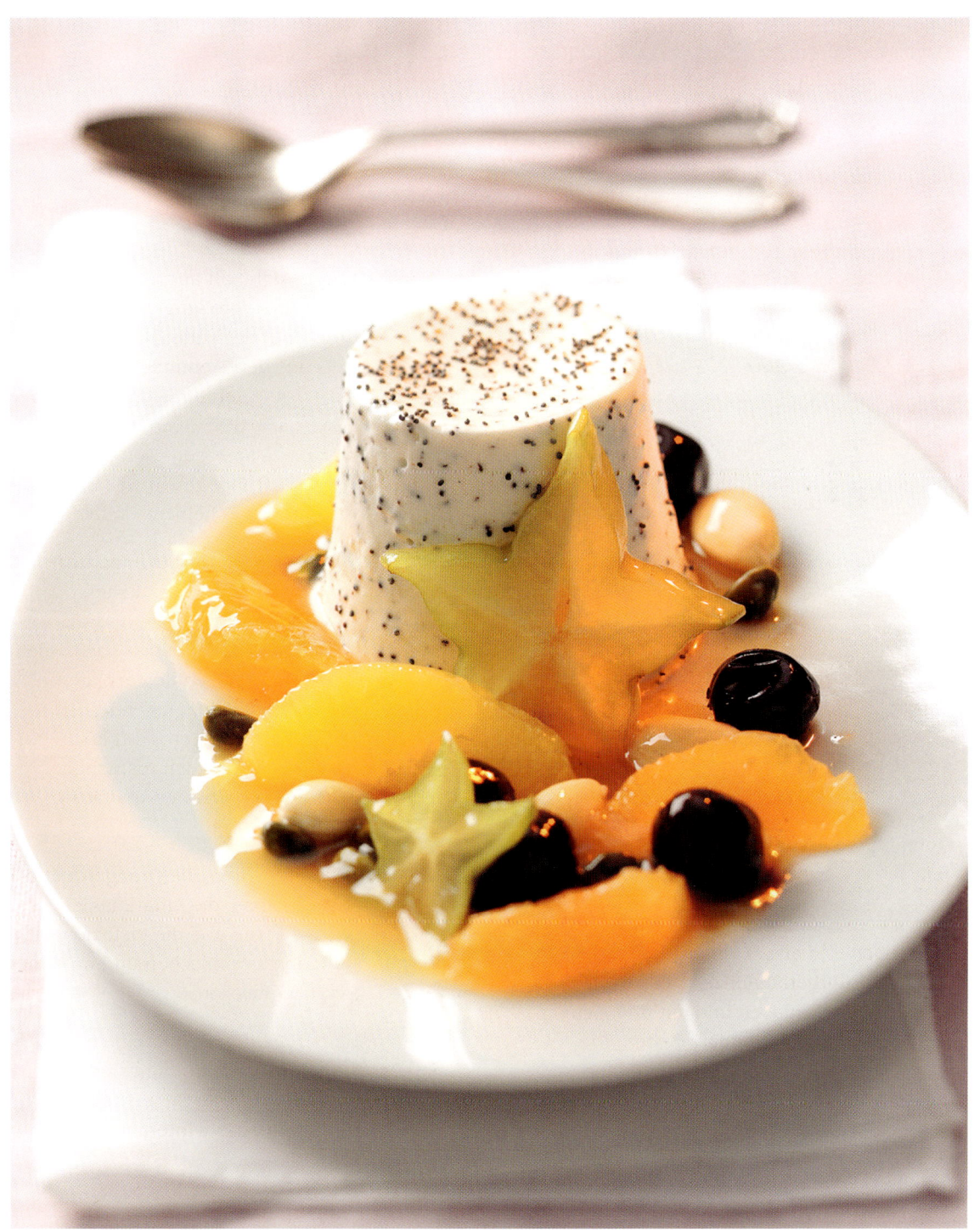

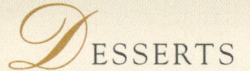

Pfannkuchen mit Aprikosen-Brombeer-Kompott

Pro Portion ca. 3 g Omega-3-Fettsäuren

Zutaten für 4 Personen:

Für die Pfannkuchen: 300 ml Milch · 2 EL Zucker · 1 Msp. Vanillemark · je ½ TL abgeriebene unbehandelte Orangen- und Zitronenschale · 100 g Mehl · 4 Eier · 3 EL braune Butter (s. Tipp Seite 53)

Für das Kompott: 750 g Aprikosen · 100 g Zucker · Saft von ½ Zitrone · Saft von 1 Orange · ½ Zimtstange · ½ Vanilleschote · 1–2 EL Vitalöl · 150 g Brombeeren · 1 Spritzer Orangenlikör · 1 EL Puderzucker

Zum Anrichten: Puderzucker zum Bestäuben

1 Für die Pfannkuchen die Milch, den Zucker, das Vanillemark und die Orangen- und Zitronenschale in einer Rührschüssel verrühren. Die Milch mit dem Schneebesen unter das Mehl rühren, dann die Eier und anschließend 1 EL braune Butter mit dem Stabmixer unterrühren. Den Pfannkuchenteig etwa 30 Minuten quellen lassen.

2 Für das Kompott den Backofen auf 180°C vorheizen. Die Aprikosen waschen, entsteinen und vierteln. Mit Zucker, Zitronensaft, Orangensaft, Zimt und Vanille vermischen und auf einem Backblech verteilen. Die Aprikosen 30 Minuten ziehen lassen, dann im Ofen auf der mittleren Schiene 12 bis 15 Minuten garen, dabei öfter wenden.

3 Die Aprikosen herausnehmen und lauwarm auskühlen lassen. Die Zimtstange und die Vanilleschote wieder entfernen. Ein Drittel der Aprikosen mit dem Schmorsaft und dem

Vitalöl in einen hohen Rührbecher geben und mit dem Stabmixer pürieren. Die Aprikosensauce durch ein feines Sieb streichen, anschließend die Aprikosenstücke untermischen. Die Brombeeren verlesen, waschen und vorsichtig mit Küchenpapier trocken tupfen. In einer kleinen Schüssel mit dem Orangenlikör und dem Puderzucker vermischen.

4 Den Pfannkuchenteig nochmals durchrühren und durch ein feines Sieb gießen. In einer kleinen Pfanne etwas braune Butter erhitzen und aus dem Teig bei mittlerer Hitze nacheinander 8 dünne Pfannkuchen backen. Zugedeckt warm halten.

5 Die Pfannkuchen zusammenfalten, mit Puderzucker bestäuben und auf vorgewärmten Desserttellern anrichten. Das Aprikosenkompott daneben verteilen und die marinierten Brombeeren darüberstreuen.

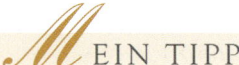EIN TIPP

Die Pfannkuchen schmecken nur warm wirklich gut. Deshalb ist es besonders wichtig, die Teller zum Anrichten vorzuwärmen. Bleibt vom Aprikosenkompott etwas übrig, können Sie es pürieren, passieren und für einen Aperitif verwenden: Verteilen Sie das Püree dazu einfach in Gläser und gießen Sie es mit Prosecco auf.

Lauwarmer Schokoladenkuchen mit Pfirsichsauce und Himbeeren

Pro Portion ca. 2 g Omega-3-Fettsäuren

Zutaten für 4 Personen:

Für den Kuchen: 45 g gemahlene Haselnusskerne ·
40 g Zartbitterkuvertüre · 40 g weiche Butter ·
20 g Puderzucker · 1 TL Vanillezucker · 2 Eigelb ·
25 g Biskuitbrösel · ¼ TL Backpulver · 2 Eiweiß ·
Salz · weiche Butter · ein kleines Stück Zimtstange

Für die Pfirsichsauce: 2 reife Pfirsiche · 1 EL Zitronensaft · 100 ml Weißwein · 2 EL Zucker
½ aufgeschlitzte Vanilleschote · 1 Streifen unbehandelte Zitronenschale · 2 Scheiben Ingwer ·
1 EL Vitalöl

Zum Anrichten: 100 g Himbeeren

1 Für den Kuchen den Backofen auf 175 °C vorheizen. Die gemahlenen Haselnüsse auf einem Backblech verteilen und im Ofen auf der mittleren Schiene 5 bis 10 Minuten goldbraun rösten, dabei öfter wenden. Die Nüsse herausnehmen und abkühlen lassen.

2 Die Kuvertüre grob hacken und in einer Metallschüssel im heißen Wasserbad unter Rühren schmelzen.

3 Die Butter mit 1 TL Puderzucker und dem Vanillezucker cremig rühren, die Eigelbe nach und nach unter die Buttermasse rühren und diese hellschaumig aufschlagen. Die Kuvertüre unter Rühren hinzufügen.

4 Die Haselnüsse mit den Bröseln und dem Backpulver vermischen. Die Eiweiße mit 1 Prise Salz und dem restlichen Puderzucker zu einem cremigen, festen Schnee aufschla-

gen und mit der Haselnussmischung unter die Schokoladenmasse heben.

5 Vier Edelstahlringe (ca. 6 cm Durchmesser) mit Butter einpinseln und auf ein mit Backpapier belegtes Backblech setzen. Die Schokoladenmasse einfüllen und im Ofen auf der unteren Schiene etwa 25 Minuten backen. Die Schokoladenkuchen 5 Minuten abkühlen lassen, mit einem kleinen Messer aus den Ringen lösen und mit Puderzucker bestäuben. Etwas Zimt fein darüberreiben.

6 Für die Sauce die Pfirsiche waschen, halbieren, entsteinen und klein schneiden. Mit Zitronensaft, Weißwein, 100 ml Wasser, Zucker, der Vanilleschote, der Zitronenschale und dem Ingwer in einem Topf 5 Minuten leicht köcheln lassen. Die Gewürze entfernen, das Vitalöl hinzufügen und alles mit dem Stabmixer pürieren. Die Pfirsichsauce mit Zucker und Zitronensaft abschmecken.

7 Die Himbeeren verlesen, waschen und vorsichtig trocken tupfen. Den Kuchen auf lauwarme Teller setzen und die Pfirsichsauce außen herum verteilen. Mit den Himbeeren garniert servieren.

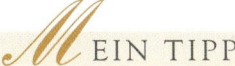

MEIN TIPP

Wer keine Edelstahlringe zur Hand hat, kann den Teig für die Schokoladenkuchen auch in kleine Auflaufförmchen füllen und darin backen. Die Kuchen werden dann direkt in den Förmchen serviert.

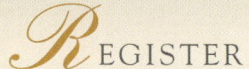
Sachregister

Rezeptregister

Willkommen bei Alfons Schuhbeck!

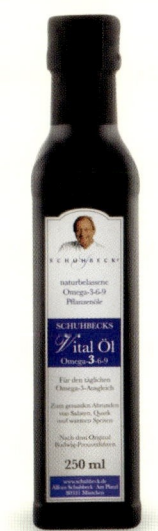 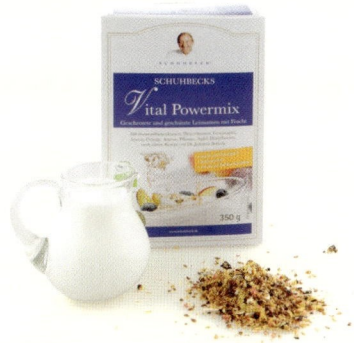

Das in den Rezepten verwendete Vitalöl-Omega-3-6-9, den Powermix sowie alle Einzelgewürze und Gewürz-mischungen sind im Gewürzeladen oder über den Online-Shop erhältlich:

Schuhbecks
Am Platzl 6 + 8
80331 München
Tel.: 089/2166900

www.schuhbeck.de
www.schuhbeck-gewuerze.de

Literaturhinweise

Dr. Johanna Budwig Stiftung (Hrsg.): Die Omega-3-Antwort, Oldenburg 2008

Hartmann, Marcus: Öle natürlich kaltgepresst. Basiswissen & Rezepte, Weil der Stadt 2008

Krist, S., Buchbauer, G., Klausber-ger, C.: Lexikon der pflanzlichen Fette und Öle, Wien 2008

Von Braunschweig, Ruth: Pflan-zenöle Qualität, Anwendung und Wir-kung, 2. Auflage, Wiggensbach 2007

Bildnachweis

Dr. Johanna Budwig Stiftung: 38, 39; **Frank Duffek:** Grafik 15; **Getty-images:** Emma Lee/Life File. 8, Mich-ael Rosenfeld: 12; **Jana Liebenstein:** 7, 18, 21, 41, 45; **Kramp+Gölling Fotodesign:** 4 (u.), 5, 43, 46, 50, 51, 55, 59, 62, 63, 67, 73, 80, 81, 85, Um-schlag hinten; **Mauritius images:** H. Reinhard: 37; imagebroker/Joachim E. Röttgers: 19; **Prof. Dr. Silber, pri-vat:** 25; **Stockfood:** Aras, K.: 7, 41 (Salat); Foodcollection: 4 (o.), 16; FoodPhotogr. Eising: 17, 77; Kerth, U.: 11; Maximilian Stock Ltd. 30